CORNELIA FIECHTL

Food Feelings

Wie Emotionen bestimmen, was wir essen

KREMAYR & SCHERIAU

Inhaltsverzeichnis

Vorwort

Essen, Ernährung und der Umgang mit dem eigenen Körper sind äußerst emotional besetzte Themen. So emotional, dass sie zu heftigen Diskussionen führen, Familien auseinanderbringen, Freundschaften auf die Probe stellen, Partnerschaften belasten oder zu purer Verzweiflung und Selbsthass führen. Und wer bespricht schon gerne emotionale Themen oder nimmt Rat von jemandem an, der einem völlig fremd erscheint?

Bevor wir also auf Tuchfühlung gehen und uns mit Themen wie Essdrang, Körpergewicht und Heißhunger beschäftigen, möchte ich Ihnen verraten, wer die Person ist, die die nachfolgenden Zeilen verfasst hat. Denn das wird Ihnen dabei helfen zu verstehen, warum ich genau die Haltung und Expertise vertrete, die vermutlich etwas anders ist als das, was Sie in Arztpraxen oder anderen Beratungsräumlichkeiten so hören.

Wenn ich auf meinen Weg zurückblicke, dann gibt es wohl mehrere Meilensteine, deren Erwähnung an dieser Stelle wichtig sind. Einer dieser Meilensteine war meine schulische Ausbildung in der HBLA Hallein (Salzburg), in der ich zum ersten Mal mit den Themen Kochen, Ernährung, Psychologie und Bewegung in Berührung kam. Meine Eltern ermöglichten mir eine ganzheitliche Ausbildung, die mein Leben prägen sollte und für die ich heute zutiefst dankbar bin. Ernährung und Psychologie wurden schnell zu meinen Lieblingsfächern. Dann kam die nächste Kreuzung und ich stand vor der Frage: Diätologie oder Psychologie?

Nachdem meine Kochlehrerin mir das Kochen mehr als versalzen hatte und die Diätologie mich wieder an den Herd bringen wollte, war die Entscheidung für Psychologie gefallen, und so habe ich das Studium der Psychologie an der Universität Wien absolviert. Die Erkrankung einer meiner besten Freundinnen an Bulimie hat ihren Part dazu getan. Ich musste aber nach der Uni schnell feststellen, dass es gar nicht so einfach war, einen Job zu finden, und so habe ich die Ausbildung zur Klinischen Psychologin und Gesundheitspsychologin begonnen, während ich in diversen Projekten zur Förderung der psychischen Gesundheit tätig war. Meine Ausbildung führte mich in eine Klinik für Psychosomatik, wo ich zum ersten Mal mit Essstörungen und Stoffwechselerkrankungen (Stichwort A*ipositas*[1]) in Berührung kam. Und so begann ich Fragen zu stellen.

Fragen wie: Warum haben viele der Betroffenen bereits eine beachtliche Summe an Aufenthalten in diversen Kliniken hinter sich? Warum werden Betroffene nicht „gesund"? Warum nehmen sie nicht ab oder zu? Warum können wir PatientInnen nicht entsprechend helfen? Wie man sich vielleicht denken kann, waren die Antworten wenig selbstreflektiert und bewertend. „Sie wollen nicht" oder „Wir können halt nichts tun, wenn sie nicht mitarbeiten" hieß es. Antworten, wie man sie öfters hört, wenn Fachkräfte feststellen, dass das wissenschaftlich fundierte Wissen aus tausenden von Studien in der Praxis nicht so einfach und eins zu eins umzusetzen ist, wie die Theorie das gerne hätte. Konkret hieß das: Wenn die PatientInnen nicht abnehmen möchten oder sich nicht von der Essstörung lösen wollen, dann ist es halt so. Nach fünf Jahren Studium und mehr als einem Jahr Zusatzausbildung sowie meiner Tätigkeit im Rahmen von Projekten zur „Lebensstilmodifikation" (nennen wir es beim Namen: „Abnehmgruppen") war mir das zu wenig. Wie konnte es sein, dass mein ganzes Wissen und meine ganze Ausbildung schlussendlich mit dem Satz „Wenn sie nicht wollen ..." obsolet wird? Wo war die Psychologie rund ums Essverhalten? Ich konnte sie in keinem der Projekte, Kliniken, bei keiner meiner AusbilderInnen oder in keinem meiner Jobs finden. Entspannungsgruppen, Skills-Training, Genusstraining, Einzeltherapie und Co. sind durchaus wichtig und essentiell, aber was war mit dem psychologischen Know-how rund ums Essverhalten? Ich bekam die Frage nicht aus meinem Kopf. Schon gar nicht, nachdem mir eine meiner Lehrerinnen (die mir übrigens mitteilte, dass ich niemals Psychologin werden würde) in der Schule indirekt beigebracht hatte, für meine Ziele und Anliegen zu kämpfen. Und so machte ich mich auf die Suche, die mich in die Prävention führte.

Mehr als sechs Jahre arbeitete ich in einem medizinischen Zentrum, in dem wir interdisziplinär (Bewegung, Ernährung, Psychologie & Medizin) die Gesundheit von Menschen fördern sollten. Aber auch hier kam ich mit meinem Wissen an meine Grenzen, bis mir (ja, ich fühle mich als eine Frau und deshalb ging es mir nicht anders als all den anderen) während einem meiner eigenen „Körperoptimierungsprojekte" das letzte Puzzlestück klar wurde: Ich scheiterte selbst immer wieder mit meinem eigenen Wissen.

Als Klinische Psychologin und Gesundheitspsychologin und spätere zertifizierte Ernährungspädagogin und Yogalehrerin wusste ich, wie Menschen agieren, warum sie tun, was sie tun und wie es (theoretisch!) gelingt, zu einer schlanken Figur zu kommen. Aber selbst ich, die ich mit dem ganzen Wissen aus Psychologie, Ernährung und Bewegung ausgestattet bin, habe es selbst nicht hinbekommen. Stattdessen habe ich mir selbst Vorwürfe für mein „Fehlverhalten" gemacht. Und dann wurde es mir klar. Wir klassifizieren alles, was von der Theorie und der Norm, die wir als Ideal einstufen, abweicht, als Fehlverhalten. Als würden alle, die sich nicht so verhalten, wie ExpertInnen das vorgeben, einen Fehler begehen, disziplinlos oder zu schwach sein. Was aber, wenn der Fehler bei uns, den BehandlerInnen lag, bei uns als ExpertInnen?

Nachdem ich nirgendwo Anhaltspunkte fand, begab ich mich in die Tiefen der wissenschaftlichen Forschung und wurde fündig. Ich fand viele Konzepte aus der ernährungspsychologischen Forschung sowie zu den Themen Interozeption, Achtsamkeit, buddhistische Psychologie, Körperrespekt, zum Essverhalten und unweigerlich auch zu den Themen Frauen, Frauenbild und Feminismus. Plötzlich wurde alles klarer. Ich hatte den Schlüssel zu dem gefunden, was ich suchte und vermitteln wollte. Statt Menschen (und vor allem Frauen) zu einem Ideal hinzumodellieren, geht es darum, das zu bewahren und zu beschützen, was in uns von Geburt an vorhanden ist. Innerer Frieden, innere Leichtigkeit mit dem eigenen Körper und ein befreites und leichtes Essverhalten ohne Kalorienzählen, Essdrang, Heißhunger, Körperhass oder ständige Gedanken, welches Essen das „Richtige" sei – darum geht es.

Mir wurde klar, dass das gesellschaftliche Bild über Gesundheit und Körper ein äußerst krankes ist, nicht die Menschen. Wir alle versuchen nur mit dem klarzukommen, was die Gesellschaft und unser System als richtig erachten. Menschen versuchen, alles richtig zu machen und geraten dabei in einen Strudel, der sie weg von ihrer eigenen Gesundheit führt. Mir wurde klar, dass all das, was wir unter dem Deckmantel der Gesundheit tun und verkaufen, nämlich Abnehmen, Schlanksein und Disziplin, mitunter genau die Ursachen für die Entstehung von Mehrgewicht und Essstörungen sind. Sollte das System nicht schon an der Ursache eingreifen? Sollten wir nicht den Abnehmdruck, das Glorifizieren von Abnehmerfolgen und das Konzept des inneren Schweinehundes sowie Körperbeschämung und Diskriminierung von Mehrgewichtigen anzweifeln? Sollten wir nicht lieber die Ursache von Essdrang behandeln, anstatt Betroffene mit noch mehr Disziplin und strengeren Ernährungsregeln tiefer in den Essdrang zu treiben?

Essen soll etwas Schönes und Leichtes sein. Ich wünsche mir, dass alle Menschen ihre Körper mit Respekt behandeln und sich mit ihrem Leben und mit den schönen Dingen im Leben beschäftigen, anstatt mit der *einen richtigen Ernährung*, Körperoptimierung, Selbstzweifeln oder Diätgedanken.

Und genau deshalb habe ich meine eigene Praxis eröffnet, meinen Podcast und das Food Feelings Programm (ehemals ACHTSAM ESSEN Akademie) ins Leben gerufen und begonnen, DiätologInnen, ErnährungswissenschaftlerInnen, PsychologInnen oder ÄrztInnen in Fortbildungen und Fachhochschulen auszubilden.

Was Sie hier lesen werden ist nicht irgendein Wissen eines selbst ernannten Ernährungs-Coaches, sondern wissenschaftlich fundierte Erkenntnisse aus aktueller medizinischer, psychologischer, soziologischer und ernährungswissenschaftlicher Forschung, leicht und verständlich zubereitet und in Häppchen serviert.

Und nun, da Sie ein Gefühl dafür bekommen haben, wer ich bin, lade ich Sie dazu ein, mit mir auf Tuchfühlung zu gehen und mit mir gemeinsam eine bewegende, bereichernde und faszinierende Reise, gespickt mit „Aha!"-Momenten, in die Psychologie hinter dem Essverhalten anzutreten.

Food Feelings

TEIL I:

Emotionales Essverhalten verstehen

Emotionales Essen ist per se nichts Schlechtes.

Gedanken tanken

Die bevorstehende psychologische Therapie mit Lisa löste Freude in mir aus. Seit einigen Wochen arbeitete ich mit ihr und ich spürte, dass wir große Fortschritte machten. Für die heutige Sitzung hatte ich mir eine spannende Übung einfallen lassen. Voller Vorfreude wartete ich, bis Lisa für unsere Einheit am Bildschirm erschien. Doch was war das? Sie saß auf ihrem Sofa und sah mit leerem Blick in die Kamera ihres Laptops. Ihr Anblick machte mich traurig. Was war bloß geschehen?

Für die Vorbereitung hatte ich Lisa gebeten, ein paar ihrer Lieblingskekse zu besorgen. Wenige Minuten vor unserem Termin war Lisa gerade dabei, die Kekse vorzubereiten, als sie ein viel zu vertrautes Gefühl in sich aufkommen spürte. Eine innere Kraft war dabei aufzuwachen und begann in Sekundenschnelle das Ruder zu übernehmen. Lisa wurde wieder einmal bewusst, wie machtlos sie gegenüber dieser fremden und doch vertrauten Macht war. Viel zu schnell wuchs dieses innere Gefühl zu einem „Monster", wie sie es beschrieb. Dieses Monster in ihr übernahm die Kontrolle, und in wenigen Minuten waren alle Kekse, die die Packung zu bieten hatte, in Lisas Mund verschwunden. Einer Zuschauerin gleich stand Lisa machtlos neben sich und musste mitansehen, wie sie wie ferngesteuert die Packung zerriss und sich einen Keks nach dem anderen in den Mund steckte.

Vielen von uns werden solche Szenarien, die milder oder schlimmer ausfallen können, allzu vertraut sein. Sucht man im Internet nach der Ursache von einem wie soeben beschriebenen Essdrang, findet man schnell den Begriff „emotionales Essen"

Der Begriff emotionales Essen meint, dass die Nahrungsaufnahme nicht durch körperliche Hungersignale, sondern durch Gusto oder Appetit, die eng mit Emotionen verknüpft sind, ausgelöst wird.

Emotionen können als Reaktion auf einen Auslöser gesehen werden. Der Begriff Emotion selbst leitet sich von dem lateinischen Wort *emovere* ab, was so viel wie „herausbewegen" bedeutet. Emotionen bewegen uns also wortwörtlich. Sie entstehen meist spontan und übernehmen die Kontrolle über uns und unser Verhalten. Wir können uns nicht dafür entscheiden, keine Angst zu haben, keinen Liebeskummer zu haben oder uns nicht zu ärgern. Es passiert einfach, vor allem, wenn die Intensität der Emotionen ein bestimmtes Ausmaß übersteigt.

Emotionales Essen ist per se nichts Schlechtes: Wir alle haben den wohltuenden Effekt des Bewegungsprogramms „emotionales Essen“ bereits am eigenen Leibe gespürt: Hat man erst einmal den ersten Bissen genommen, verschwinden das Gedankenkreisen, die Traurigkeit oder der Ärger in einem geschmacklichen Urknall. Schon kurz darauf findet man sich in einer sanften emotionalen Hängematte aus Entspannung, Glückseligkeit und Genuss wieder. Ein paar Momente, in denen sich alles andere aufzulösen scheint. Belohnt durch einen Flash aus Glücksgefühlen wissen wir spätestens jetzt: Essen ist ein wohltuendes Wundermittel.

Für einige von uns ist Essen das Ergebnis eines hocheffektiven Reaktionssystems. Um es noch deutlicher auf den Punkt zu bringen: Es ist eine Strategie Ihres Körpers, Sie zu schützen. Und wenn Sie den beschriebenen wohltuenden Effekt kennen, dann ist Ihnen auch klar, dass Sie *vor* dem Essen nicht so entspannt waren. Dass Sie womöglich sogar ziemlich angespannt waren. Vielleicht haben Sie es einfach nur nicht gemerkt oder hatten keine andere Strategie zur Hand.
Dass Essen eine Exit-Strategie ist oder sein kann, mag jetzt vielleicht weder eine Lösung bringen noch Trost, Mut oder Motivation spenden. Und doch trägt dieses Wissen einen wesentlichen Part zum Verständnis bei und hilft, den Essdrang aufzulösen. Denn Emotionen sind mehr als nur Bewegungen. In der Bewegung ist eine Vielzahl an Informationen enthalten.

Wenn wir Essdrang als schlecht abstempeln und ausschließlich in die Lösungssuche vertieft sind, übersehen wir etwas Wichtiges: nämlich herauszufinden, welche Botschaften sich hinter dem Essverhalten verbergen. Die Lösung für Essdrang finden wir nämlich nicht in Anleitungen á la „Tricks, um emotionales Essen abzuwenden“. Die Lösung finden wir, indem wir genauer hinsehen oder besser *hinspüren.*

Und deshalb werden Sie in diesem Buch keine oberflächlichen Strategien zum Abwenden des Essdrangs oder Heißhungers finden, wie sie vielfach an anderer Stelle beschrieben werden: Kerzenwachs auf die Haut träufeln, sich zwingen nichts zu essen, Bitterstoffe in den Mund tropfen, Chilli essen, keine Süßigkeiten einkaufen u.v.m. Diese Strategien sind meistens Ablenkungsstrategien, die einzig und allein das Ziel haben, den Vorgang des Essens abzuwenden.

Aus ernährungspsychologischer Perspektive widmet sich dieses Buch der Frage, woher das übermächtige Verlangen nach Essen kommt, wie es entsteht und warum der eigene Wille oder die Disziplin langfristig machtlos sind, wenn es ums Essen geht.

Sehen Sie dieses Buch als Begleiter, der Ihnen dabei hilft, Heißhunger und Essdrang auf die Spur zu kommen und beides nachhaltig aufzulösen. Das Wort Begleiter verdeutlicht, dass dieses Buch keine psychologische Therapie, Psychotherapie oder Behandlung durch einen Arzt ersetzen kann. Aber es kann Sie auf Ihrem Weg zu einem gesunden Essverhalten unterstützen.

Ein Blick hinter die Kulissen

Wenn von emotionalem Essen die Rede ist, dann legt das den Schluss nahe, dass Emotionen der Auslöser für das individuelle Essverhalten sind. Das stimmt bis zu einem gewissen Grad, aber es ist nicht die ganze Wahrheit. Wenn es wirklich diesen Wenn-Dann-Zusammenhang zwischen Emotionen und Essdrang gäbe, dann würden bestimmte Emotionen, wie Ärger oder Traurigkeit, immer einen Essvorgang auslösen. Dem ist aber nicht so.[2]

Es muss auch keine bestimmte Situation sein, die den Essprozess auslöst. Denn sonst würden alle Personen in Situation X gleich reagieren. Alle Personen müssten sich bei einer Zugverspätung ärgern oder Essdrang entwickeln, aber das ist auch nicht der Fall. Also muss es einen Mechanismus zwischen Situation und Emotion geben, der die Emotion und so das Essverhalten auslöst. Haben Sie eine Vermutung, was das sein könnte?

Es sind unsere Gedanken – und damit alle unsere Werte, Erfahrungen, Erinnerungen und Bewertungen, die sich in ihnen widerspiegeln. Wir erleben also eine Situation und diese wird bewertet. Die Bewertung wiederum erzeugt Emotionen, und die Emotion wiederum erzeugt ein Verhalten – wie unkontrolliertes Essen oder gar einen Essanfall.[3] Wir sehen also einen Brownie (Situation), denken uns „Den darf ich nicht essen, aber ich würde so gerne" (Bewertung), dadurch entsteht ein Essdrang (Emotion). Schlussendlich essen wir nicht nur einen Brownie, sondern gleich drei (Verhalten).[4]

Meist sind die Reaktionen in Emotion und Verhalten allerdings so automatisiert, dass wir die Bewertung gar nicht mitbekommen, wir reagieren einfach auf Autopilot.

Was sind das also für Gedanken, die hinter den Kulissen aktiv sind und einen Essdrang in uns auslösen? Tatsächlich gibt es eine konkrete Art von Gedanken, die Emotionen samt Essdrang hervorvorruft.[5]

Im Jahr 2018 wurde eine spannende Studie zum Thema Binge Eating veröffentlicht. Es ist eine der wenigen Studien, die nicht nur vorhandene Emotionen, sondern auch damit zusammenhängende Gedanken unter-

Food is not an object,
it is an interaction.

suchte.[6] Das Forscherteam konnte zeigen, dass Binge Eating nur dann vorliegt, wenn die Betroffenen zum Grübeln und ständigen Nachdenken neigen. Also Personen, die zum Gedankenkreisen neigen. Das heißt, es war die Summe der tausend Gedanken im Kopf, die ein schlechtes Gefühl auslöste.

Häufig sind es Gedanken, die sich damit beschäftigen, nicht zu genügen, besser werden zu müssen, nicht beliebt zu sein, zu dick oder zu dumm zu sein oder etwas falsch gemacht zu haben. Gedanken wie „Du hast etwas Falsches gesagt", „Nicht einmal das bekommst du hin", „Du bist zu dick".[7] Im Grunde könnte man sagen: Es sind Gedanken, die zu einer Bedrohung des Selbstwertes führen.

Oft sind das auch Gedanken, die sich immer wieder aufdrängen, nicht leicht wegzubekommen sind und meistens in Verbindung mit Emotionen wie Scham, Ärger oder Traurigkeit auftreten. Im Gegensatz dazu wird es der Zustand der Gleichgültigkeit kaum schaffen, einen Essdrang auszulösen, weil der Gedanke „Ist mir egal" nicht dementsprechende Emotionen auslösen würde. Sehen wir uns das anhand eines Beispiels an.

Es war einer meiner ersten Kurse, den ich durchführte, als ich Luisa (Name geändert) kennenlernte. Eine wunderschöne, herzliche Frau Mitte 30, die versuchte, ihre *Essanfälle*, wie sie sie bezeichnete, in den Griff zu bekommen. Unter Essanfällen verstehe ich im weiteren Verlauf des Buches alle Situationen, in denen Heißhunger oder Essdrang nachgegeben wird, unabhängig von der Menge, die man zu sich nimmt. In einer Sitzung beschäftigten Luisa und ich uns mit einem Tag, an dem sie einen dieser *Essanfälle* hatte.

Luisa war gerade dabei, in ihr Büro zurückzukehren, als ihr zwei Kolleginnen auffielen, die in einer Ecke standen, miteinander im Flüsterton sprachen, zu ihr blickten und gelegentlich leise lachten. Luisa ging in ihr Büro zurück, wo sie kurz darauf ein großer Essdrang überkam.

Bei näherer Betrachtung der Situation fiel Luisa ein, dass sie sich über die Kolleginnen geärgert hatte. Gedanken wie „Ich habe keine Zeit für Kaffeetratsch!" oder „Reden die über mich?" gingen ihr durch den Kopf. Sie hatte die Kolleginnen abgewertet, sie gedanklich schlecht gemacht. Das tun wir in der Regel dann, wenn wir uns selbst klein, mies und schlecht fühlen. Das ist ein sehr unangenehmes und hässliches Gefühl, voller Scham, Traurigkeit und Schmerz. Aber warum musste Luisa die Kolleginnen abwerten? Als sie dieser Frage nachging, kam Luisa darauf, dass sie Angst hatte, die zwei würden über sie lachen, sie doof finden. Und das war ein Gefühl, das Luisa nicht ertragen konnte. Die Emotionen waren zu stark. Essen war der Ausweg.

Aus der Ferne betrachtet sehen Situationen wie diese nicht tragisch aus. Sobald jedoch Emotionen im Spiel sind, steigern wir uns gerne in Situationen hinein und bringen damit eine negative Gedankenspirale in Gang, aus der der Ausstieg so schwierig scheint wie der aus einer fahrenden Achterbahn. Ein Automatikmodus. Aber woher kommt das?

Automatikmodus Essdrang

Unser Gehirn ist ein wahres Wunderwerk. Es ist eine Ansammlung von in Flüssigkeit schwimmenden, vielfältigsten und zahlreich miteinander verbundenen Nervenzellen. Die Nervenzellen haben dabei unterschiedlichste Aufgaben. Während sie in der linken Gehirnhälfte eher für rationale, sachliche Tätigkeiten zuständig sind, sind rechts die kreativen Entdecker und Umsetzer zu Hause. Diese Einteilung ist natürlich sehr vereinfacht, sie hilft uns jedoch dabei, eine Vorstellung vom Gehirn zu bekommen. Ohne das Zusammenwirken all dieser Nervenzellen wären komplexe Denkvorgänge nicht möglich. Jeder Nervenzellverbund hat seine Aufgabe. Und obwohl wir lauter Spezialisten und Experten im Kopf sitzen haben, sind sie unheimlich wandelbar und vielfältig.

Als Kind war ich sehr viel im Wald unterwegs. Ich bin mir sicher, ich bin nicht das einzige Kind gewesen, das Ameisenstraßen und das geschäftige Geschehen im Ameisenhaufen mehr als faszinierend empfand. Eines Tages interessierte mich das Tempo, in welchem die Ameisen unbeirrt ihren Weg entlangliefen. Eine nach der anderen, der Vorderameise stets auf der Ferse. Nachdem ich schon immer besonders neugierig war, brannte eine Frage in mir: Was würde passieren, wenn ich die Straße, die die Ameisen so engagiert und mühevoll konstruiert hatten, durcheinanderbrachte oder blockierte? Ich konnte nicht anders, als es auszuprobieren. Also nahm ich einen herumliegenden Ast, auf dem sich noch Blätter befanden. Ich wischte mit dem Blätterdach einen Teil der Straße weg und beobachtete, was passierte. Zunächst rannten alle Ameisen wie wild herum. Doch in erstaunlicher Schnelligkeit hatten sie eine neue Straße geformt.

Unser Gehirn funktioniert auf eine ähnliche Art und Weise. Es ist in der Lage, ständig neue Verbindungen zu schaffen oder aber zerstörte Verbindungen zu ersetzen. Je öfter wir die gleichen Nervenzellverbindungen aktivieren, desto stärker und dominanter werden sie. Auf diese Art und Weise formt das Gehirn unser Tun und Handeln. Gewohnheiten und fest erlernte Verhaltensmuster wie Essanfälle kann man sich wie einen dieser Wege und im härtesten Fall wie eine Autobahn vorstellen.

Das Frontalhirn und das Emotionszentrum (Amygdala) teilen sich die Herrschaft über die Verhaltenskontrolle. In der Regel ist das Frontalhirn die Instanz, die die Übermacht genießt. Unter bestimmten Bedingungen reißt die Amygdala allerdings die Herrschaft an sich. Das ist vor allem dann der Fall, wenn emotionale Erfahrungen sehr intensiv sind oder in Situationen, in denen das Frontalhirn einfach keine Energie mehr hat, wenn wir müde, ausgelaugt oder energielos sind. Das Frontalhirn gibt die Kontrolle ab, das Emotionszentrum übernimmt und kennt dabei oftmals nur einen einzigen Weg, nämlich denjenigen, der wie eine Autobahn eingebrannt ist: Essen. Oder anders ausgedrückt: Wir fühlen uns *Schokolade* und holen uns diese.

Manchmal gibt es für die Aktivierung des „Automatikmodus Essdrang" einen plausiblen Grund. In den meisten Fällen allerdings scheint der Essdrang ohne offensichtlichen Grund aufzutreten. Aber dieser Schein trügt.

Warum Essdrang ohne Vorwarnung zuschlägt

Erlebnisse werden in ihre Einzelteile zerlegt, in kleinen Einheiten abgespeichert und miteinander verbunden. Ein zentrales Element dabei ist, wie wir uns bei diesen Erlebnissen gefühlt haben. Erfahrungen werden nicht nur als „Worte", sondern in Kombination mit den Emotionen, die wir hatten, abgespeichert. Dafür verantwortlich ist unsere alte Bekannte: die Amygdala. Je intensiver die erlebte Emotion, desto einprägsamer das Erlebnis. Jeder Mensch speichert auf diese Art und Weise eigene Erinnerungsketten mitsamt den dazugehörigen Emotionen ab.

Statt „Mohnstrudel" wird also zum Beispiel folgende Verknüpfung gespeichert: Kinderzimmer + Freude + wohliges Gefühl + Mohnstrudel. Sehen wir ein andermal einen Mohnstrudel, wird die Erinnerungskette neuerlich aktiviert – und mit ihnen auch alle anderen Einheiten, die damit in Verbindung stehen. Auf diese Weise wachsen unser Erfahrungsschatz und das „Bauchgefühl" zu einem gewissen Thema.

An meiner Erinnerungskette kann man erkennen, dass es eine Zeit gegeben haben muss, in der es mir ein wohliges Gefühl gab, Mohnstrudel zu essen. Tatsächlich erinnere ich mich an eine Phase, in der mir meine Mum den sehnlichen Wunsch erfüllte, nach Hause zu gehen, statt den Nachmittag im Hort zu verbringen. Es war für mich der Inbegriff von „Ich bin jetzt alt genug". Die Kehrseite war jedoch, dass ich dort alleine war, mich teilweise einsam und gelangweilt gefühlt habe. Und diese Leere wurde gefüllt. Mit dem Nachmittagsprogramm: Fernsehen und Mohnstrudel. Viel Mohnstrudel! Noch heute spüre ich dasselbe warme, strahlende, hupfende, kribbelnde, genussvolle und freudvolle Gefühl von Glück und Geborgenheit, wenn ich Mohnstrudel esse.

Eine solche Erinnerungskette führt in Folge auch dazu, dass ein Essdrang ohne einen offensichtlichen Auslöser auftreten kann. Eine einzige Einheit unserer Erinnerungskette kann ausreichen, um damit zusammenhängende Emotionen zu triggern. Wenn wir an Luisas Beispiel zurückdenken, muss das Tuscheln der Kolleginnen mit einem unangenehmen Gefühl oder als unangenehm abgespeicherten Einheiten in Verbindung gestanden haben. Und dadurch wurde der Essdrang ausgelöst. Die Situation selbst hatte gar nichts damit zu tun, es waren die abgespeicherten Einheiten (Bewertungen), die etwas ausgelöst haben.

Emotionales Essen rehabilitieren

Emotionen haben nicht nur die Fähigkeit, Essdrang auszulösen. Emotionen sind nicht nur vorhanden oder nicht vorhanden, sondern treten in unterschiedlichen Intensitäten auf. Die Emotionen, die bei Essdrang auftreten, sind äußerst intensiv. Es handelt sich dabei oft um intensive Traurigkeit oder starken Ärger. Im Gegensatz dazu gibt es jedoch auch intensive Freude oder in abgeschwächter Form: Lust. Und diese Emotion ist äußerst wichtig für unser Essverhalten. Rufen wir uns noch einmal die Bewegungsprogramme in Erinnerung, die mit Emotionen verknüpft sind (s. S. 13 f.). Emotionen wie Freude führen erst zu der Offenheit, uns mit Freunden, Aktivitäten oder Essen zu beschäftigen. Ohne Emotion (hier: Lust) essen Menschen tendenziell also nichts. Warum auch, wenn Essen keine Lust oder Freude bietet? In der Fachsprache wird dies Anorexie[8] (also Appetitlosigkeit) oder Inappetenz genannt. Betroffene stochern in ihrem Essen herum und nehmen oftmals nur das Notwendigste an Nahrung auf. Und das ist etwas, was wir keinesfalls wollen.

Lassen Sie uns den Begriff „emotionales Essen“ also rehabilitieren: Wir brauchen Emotionen, um zu essen. Emotionales Essen ist nicht nur normal, sondern notwendig, um überhaupt zu essen.

Emotionales Essen fühlt sich deshalb falsch an, weil wir den Vorgang „Essen ohne Hunger“ als falsch bewerten. Wenn wir an den Schlankheitswahn in unserer Gesellschaft denken, dann wird Lust oder Gusto, insbesondere auf Süßigkeiten, als Ausgeburt des Teufels höchstpersönlich betrachtet. Unsere Gedanken sagen uns: „Das ist nicht richtig.“ Wir verbinden damit automatisch und völlig ungerechtfertigt Gewichtszu-

Emotionales Essen fühlt sich deshalb falsch an, weil wir den Vorgang „Essen ohne Hunger“ als falsch bewerten.

nahme. Was wir damit produzieren, ist ein schlechtes Gewissen. Dabei ist es nicht das emotionale Essen, das uns stört, sondern zwei ganz konkrete Zustände: Heißhunger & Essdrang.

Die Unterscheidung zwischen Heißhunger und Essdrang

HEISSHUNGER

Katrin ist Mutter von zwei entzückenden Kindern, schupft den Haushalt, ist für 30 Stunden angestellt und geht ein paar Stunden die Woche einer Nebentätigkeit nach. Zusätzlich bringt sie sich in einem Verein ein. Ihr Tag platzt aus allen Nähten. Katrin kam zu mir, weil sie sich „zwar mit Ernährung sehr gut auskennt", aber an Essanfällen leidet. Morgens bringt sie ihre Kinder in die Schule, tigert danach in die Arbeit und isst gegen 14 oder 15 Uhr das erste Mal. Nach dem Essen stellt sich bei Katrin langsam der Gusto auf Süßes ein. Dann stehen der Haushalt und die Kinderbetreuung an. Sobald die Kinder schlafen, widmet sich Karin ihrer Nebentätigkeit oder dem Verein. Abends kommt der Essdrang meist völlig durch und in Katrin beginnt ein innerlicher Kampf. Meistens verliert sie ihn. Ins Bett kommt sie spät, weshalb ihre morgendliche Laufrunde um 5 Uhr häufig vom Tagesplan gestrichen wird. Der Speiseplan ist vielfältig und reicht von Fisch mit Gemüse und Kartoffeln bis hin zu Käsespätzle.

Das Erste, was DiätologInnen oder DiätassistentInnen an diesem Beispiel auffallen wird, ist, dass Katrin für das, was sie tagtäglich leistet, viel zu wenig isst. *Heißhunger* wird nämlich dann hervorgerufen, wenn wichtige Bau- oder Energiestoffe fehlen (also Wasser, Fette, Kohlenhydrate, Eiweiß oder Vitalstoffe). Die Mehrfachbelastung durch Elternschaft oder nebenberufliche Ausbildungen sind nur zwei von vielen Beispielen, warum Nährstoffe fehlen können. Viele Personen haben so viele Termine untertags, dass sie erst abends ihre wohlverdiente Mahlzeit genießen können. Wiederum andere sind in ihrem Alltag so aktiv, dass sie ganz aufs Essen „vergessen". Nach dem genüsslichen und nährreichen Essen klagen so manche über das Gefühl, nicht satt zu werden oder nicht aufhören zu können. Viele kennen dieses Gefühl auch als Gusto nach „irgendwas". Das „Grasen" oder auch Snacken beginnt: Kühlschrank auf, der Blick wandert über den Inhalt und bleibt bei Wurst und Käse hängen. Der Kühlschrank geht zu und die Hand greift dann doch zu der „gesünderen“ Variante, einem Apfel. Schnell folgt der nächste Spaziergang zum Kühlschrank, die Tür öffnet sich und der Blick wandert herum, bis er wieder bei Käse und Wurst hängenbleibt. Ein Stückchen Wurst wandert in den Mund. Danach gesellen sich Käse, Karotte, ein Stück Brot und schlussendlich die Schokolade hinzu. Gusto befriedigt, schlechtes Gewissen hallo.

Dieses Grasen und auch der Gusto auf etwas Süßes in Kombination mit einer vollen Agenda sind eindeutige Anzeichen dafür, dass dem Körper bestimmte Nährstoffe fehlen und der Beweis, dass sich viele dann „doch nicht so gut mit Ernährung auskennen“, wie sie gerne glauben.

Als Kind durfte ich die Serie „Es war einmal das Leben" sehen. Aus meiner Sicht eine grandiose Sendung, die es geschafft hat, die Komplexität des Körpers einfach und überschaubar darzustellen. Man denke bloß an unser Immunsystem. Unsere Abwehrkräfte haben unterschiedliche Aufgaben: Jene, die Fremdes aufspüren können, oder jene, die Feinde unschädlich machen. Im Darm werden unsere Abwehrkräfte ausgebildet. Dort lernen sie, welche Zellen zu unserem Körper gehören und welche nicht. Sie lernen Zellen des Körpers zu scannen und als „gehört zu uns" oder „kenne ich nicht" einzustufen. Es gibt tausende Zellarten und unsere Abwehrkräfte werden dazu ausgebildet, die „Bösen" zu identifizieren und an die „Kollegen" zu melden, die sofort herbeieilen, um Eindringlinge unschädlich zu machen. Genau diese Abwehrkräfte benötigen wir vor allem in stressigen Zeiten.

Die können ihre Aufgabe aber nur erledigen, wenn wir sie auch mit Nährstoffen versorgen. Darüber hinaus hat der Körper noch viele weitere Aufgaben zu erledigen. Es werden neue Zellen und Verbindungen im Gehirn geschaffen, Muskeln bauen sich auf oder ab und jede Zelle im Körper erneuert sich in regelmäßigen Abständen. Dazu braucht das komplexe System nicht nur Energie, sondern auch Fett, Eiweiß oder Mineralstoffe als Bausubstanz. Es benötigt Vitamine, um das Sehen zu ermöglichen oder gegen schädliche Eindringlinge zu kämpfen, und es benötigt natürlich auch Brennstoffe wie Fette und Kohlenhydrate, um die Energien und Reserven zu haben, die es benötigt, um all das zu bewerkstelligen.[9] Aber den Körper zu versorgen und den Prozess der Sättigung zu durchlaufen umfasst weit mehr als nur eine ausgewogene Mahlzeit. Magen und Darm brauchen eine gute (Kau-)Vorbereitung, damit die Mahlzeit aufgespalten und verdaut werden kann. Der Hypothalamus, das Zentrum, das die Nahrungsaufnahme steuert, benötigt Zeit, um zu begreifen, dass überhaupt gegessen wurde. Und die Amygdala, das Emotionszentrum im Gehirn, benötigt bewusstes Essen, damit nicht nur physische, sondern auch emotionale Sättigung eintreten kann.[10] [11] [12] [13]

Wir sehen Ernährung viel zu einseitig, wenn wir nur über Lebensmittel und Kalorien sprechen. Wozu der Körper all das benötigt, wie er all die Nährstoffe und deren Kombination verarbeitet und wie wichtig die Frage ist, *wie* wir essen, ist dabei oft nicht einmal einen Satz wert. Dabei ist unser Körper ein wahres Wunderwerk. Leider wird das allzu oft vergessen und wir schätzen es noch nicht einmal. Das macht sich u.a. in ungesundem Essverhalten bemerkbar.

Zurück zu Katrin: Sie hat ihren Fokus so sehr auf ihre Aufgaben gerichtet, die sie im Alltag bewerkstelligen muss, dass sie ihren Körper einfach nicht richtig versorgt. Sie isst zu wenig, zu einseitig und unbewusst nebenbei. Ihr Körper ist aber sehr geschickt und nutzt den für ihn einzigen möglichen Moment des Tages, um zu seinem Recht zu kommen: den Moment, in dem Katrin endlich zur Ruhe kommt, in dem die Hummeln im Hintern aufhören zu summen und Körper sowie Geist müde sind. Das ideale Zeitfenster für die Amygdala, um das Ruder in die Hand zu nehmen und sich zu holen, was zu lange verwehrt war. Was passiert also?

Wenn uns Energie- oder Baustoffe fehlen, wird dies an das Gehirn berichtet. Eine Region im Gehirn, der Hypothalamus, veranlasst in Folge die Ausschüttung von bestimmten biochemischen Botenstoffen, zu denen auch sogenannte „Hungerhormone" gehören. Diese Botenstoffe strömen in unseren Körper. Der Job dieser Hormone ist dann ausgeführt, wenn wir unseren Hunger spüren und darauf mit Nahrungsaufnahme reagieren.

Physischer Hunger ist daran erkennbar, dass er langsam entsteht. Dies bereitet uns darauf vor, allmählich auf Nahrungssuche zu gehen. Es bleibt genug Zeit, um die Mittagspause zu timen oder etwas zuzubereiten. Meist wachsen der Hunger und die Lust darauf, etwas Leckeres zu essen, ohne dabei an konkrete Speisen zu denken. Eventuell ist ein Gusto auf etwas Deftiges, etwas Leichtes oder Frisches, Knackiges spürbar. Konkreter wird es aber in der Regel nicht. Je stärker der Hunger wird, desto deutlicher meldet sich der Magen mit einem Gluckern oder Knurren, und die Gedanken beschäftigen sich zunehmend mit dem Thema Essen. Wird nichts gegessen, weil der Arbeitsdruck zu hoch ist, man beschäftigt oder abgelenkt ist, verschwindet das Hungergefühl. Wechselt man später in den Modus „Freizeit" oder „Entspannung", ergreift das Gehirn die Gunst der Stunde. Das Hungergefühl kommt in Form eines unbeherrschbaren

Heißhungers zurück. Viele gestresste berufstätige LeserInnen werden dieses abendliche Phänomen kennen. Die Folge ist: Wir essen, weil wir Hunger haben, und zwar schnell und viel.

Im Grunde müssen wir unserem Körper danken, denn sonst würden wir irgendwann zusammenklappen. Er holt sich bei einem Heißhunger-Anfall genau das, was er braucht. Wir bekommen einen unspezifischen Hunger. Einen Hunger auf „irgendwas". Wir essen alles querbeet, bis wir das gefunden haben, was passt. Nun liegt es also an uns, dass wir lernen, die Sprache des Körpers wieder zu hören und zu verstehen. Viel zu lange haben wir nicht genau hingehört. **Wir denken, unser Körper „veräppelt" oder „quält" uns mit den Heißhunger-Attacken, doch in Wahrheit hat er etwas Wichtiges zu sagen.**

Ich formuliere es anders: Hätte Katrin keinen abendlichen Heißhunger, könnte sie vermutlich niemals das tun, was sie tut. Sie müsste sich also dafür bedanken und so etwas formulieren wie „Gott sei Dank hatte ich gerade einen *Essanfall!*" Das tun wir aber in den wenigsten Fällen, denn wie eingangs beschrieben, sagt uns unser Kopf, dass Essanfälle „böse" sind. Vor allem deshalb, weil wir hauptsächlich auf die Lebensmittel zurückgreifen, die viel Energie in sich haben, und weil die Kontrolle scheinbar verloren geht. Was aber, wenn das nicht stimmt? Was, wenn wir nicht die Kontrolle verlieren, sondern schlichtweg das Ruder jemand anderem übergeben?

Es ist wie beim Kanufahren oder Stand-up-Paddeln. Ich für meinen Teil bin zunächst sehr engagiert, ziehe das Ruder an mich und paddle darauf los. Sobald ich merke, dass meine Arme müde werden, drehe ich mich um und strecke das Paddle auffordernd meinem lieben Gefährten entgegen, innerlich kommentiert mit so etwas wie: „Möchtest du jetzt mal?" Ich nehme nicht das Ruder und werfe es weg, denn dann hätte ich die Kontrolle über meine Fortbewegung verloren. Stattdessen übergebe ich das Ruder an die Instanz, die noch mehr Energie hat und die Arbeit fortsetzen kann.

Was, wenn genau das der Schlüssel ist? Was, wenn wir das Ruder übergeben, und zwar an den Körper (oder genauer: den Hypothalamus), der genau weiß, was er zu tun hat und dafür sorgt, dass wir sicher sind? Lassen

Sie sich das Bild durch den Kopf gehen. Ich für meinen Teil habe gelernt, meinem Körper zu danken, dafür, dass er genau weiß, was zu tun ist, vor allem in Situationen, in denen mein Kopf ratlos ist.

Liegt der Verdacht nahe, dass das Verlangen nach Essen wohl Heißhunger ist, dann kann dieser ganz leicht behoben werden. Beginnen Sie also Schritt für Schritt und im Rahmen Ihrer Möglichkeiten, regelmäßig und ausgewogen zu essen.

Achten Sie auf eine gute Nährstoffbilanz. Nährstoffreiche Mahlzeiten sind Mahlzeiten, in denen wir vielfältig essen, bestenfalls alle Nährstoffe zu uns nehmen und den Körper sowohl mit Brennstoffen (Fette und Kohlenhydrate) als auch mit Baustoffen (Eiweiß & Mineralstoffe) und Vitalstoffen versorgen. So eine ausgewogene Nährstoffbilanz bringen wir natürlich nicht bei jeder Mahlzeit unter. Das ist kein Problem. Schließlich können wir mit einer Vor- oder Nachspeise aushelfen oder über den Tag hinweg nährstoffreich essen. Erinnern Sie sich an das letzte Buffet, die letzte Grillerei oder den letzten ausgiebigen Brunch? Wenn Sie in Ihrer Erinnerung zurückgehen, werden Sie feststellen, dass Sättigung und emotionale Befriedigung unverzüglich eintreten und lange anhalten. Machen Sie den Test: Essen Sie einen vielfältigen und bunten Brunch und ein andermal einen Salat mit Paprika und Tofu. Der Unterschied ist unglaublich: Essen Sie abwechslungsreich, sind Sie länger satt, körperlich und mental zufriedener und der Heißhunger bleibt aus. In Katrins Fall sowie in vielen anderen Fällen lässt sich Heißhunger auf diese Art und Weise sehr schnell eliminieren.

Für viele mag es hilfreich sein, sich persönlich beraten lassen. Dann kann ich an dieser Stelle nur eine Empfehlung aussprechen: Wenden Sie sich an Fachkräfte (DiätologInnen/DiätassistentInnen oder ErnährungswissenschaftlerInnen) Ihres Vertrauens. Idealerweise suchen Sie nach ExpertInnen, die sich mit intuitivem bzw. achtsamem Essen und einem neutralen Zugang zu Lebensmitteln (bzw. Anti Verbote & Zügelung) beschäftigen. Dann sind Sie gewiss in sicheren Händen!

Merksatz: Zu wenig, unregelmäßiges oder einseitiges Essen kann zu Heißhunger führen.

ESSDRANG

Essdrang entsteht im Gegensatz zu Heißhunger eher plötzlich. Sitzt man im Wohnzimmer vor dem Fernseher und es taucht ein Bild von Keksen vor dem inneren Auge auf, kann man beobachten, wie das emotionale Verlangen nach dem Lebensmittel steigt. Obwohl man eventuell bereits vollgegessen ist und ein „Food Baby" im Bauch trägt, ist immer noch Platz für genau diese Kekse. Andere unter uns werden diesen Essdrang während des Arbeitens oder Lernens kennen. In einer kurzen Phase der Pause, der Überforderung oder der Langeweile kommt der Drang, etwas essen zu wollen, plötzlich auf und lässt sich in vielen Fällen nur allzu schwer ignorieren. Der Weg in die Küche ist die Folge. Ein wesentlicher Unterschied zwischen Heißhunger und Essdrang ist, dass der Heißhunger auftritt, wenn der Körper zu wenig Energie hat und verschwindet, sobald der Körper mit Fehlendem versorgt wird. Der Essdrang allerdings ist etwas Konstantes. Er entsteht trotz ausgewogenen Mahlzeiten, ist ein treuer Begleiter über längere Zeiträume, in denen er regelmäßig aufkreuzt, und lässt sich so schwer verabschieden wie Menschen, die nie spüren, wann es Zeit ist zu gehen.

Am einfachsten erkennt man Essdrang daran, dass mit dem plötzlichen Verlangen sofort Bilder oder Vorstellungen von bestimmten Speisen oder Lebensmitteln mitgeliefert werden.

Man weiß ganz genau, dass es jetzt ein Keks oder eine Schokobanane sein muss. Was die körperlichen Anzeichen betrifft, so spürt man das Verlangen im Hals oder Brustbereich, das sich wie eine Sehnsucht anfühlt. Während der von uns rehabilitierte emotionale Gusto (s. S. 22) eher einer leichten Verliebtheit gleicht, ist der Essdrang ein starker Impuls, den man nur schwer ignorieren kann.

Bei manchen äußert sich der Essdrang z. B. darin, dass die Mahlzeit nicht beendet werden kann, bevor der ganze Teller leer ist, selbst wenn man schon satt ist. Auch das Gefühl, die ganze Packung aufessen zu müssen, ist dem Essdrang geschuldet.

Bei anderen äußert sich der Essdrang darin, dass das (Abend-)Essen die entspannende Belohnung oder die Ich-Zeit am Ende des Tages darstellt, die bereits am Nachmittag voller Sehnsucht gedanklich herbeigesehnt wird. Der Moment, der endlich das Ende des Arbeitstages signalisiert und Entspannung einläutet.

Daheim angekommen wird aufgekocht, sich vor den TV geknotzt und das wohlverdiente Abendessen mehr oder weniger genussvoll verzehrt. Vielleicht ist das Abendessen sogar das Highlight des Tages.

Wie Sie sehen, äußert sich der Essdrang bei Betroffenen in unterschiedlichsten Formen und Arten. Meistens liegen Kombinationen der genannten Beispiele vor.

Die Begleiter des Essdrangs

Essdrang wird in der Regel von bestimmten Verhaltensweisen begleitet. Manche von ihnen führen zu einem nicht zu unterschätzenden Leidensdruck in Form von Scham, schlechtem Gewissen, Ärger, Traurigkeit oder Gewichtszunahme. Wenn bei Ihnen ein Essdrang vorliegt, dann wird Ihnen vermutlich mindestens einer der folgenden drei Begleiter vertraut sein

Heimlichtuerei & Doppelleben

Eine meiner Klientinnen saß während einer psychologischen Therapie mit hochrotem Kopf vor mir. Sie wollte mir etwas erzählen, druckste aber herum, weil sie sich nicht traute, ihre Gedanken auszusprechen. Geduldig saß ich da und sah sie mit einem freundlichen Lächeln an.

Dann erzählte sie mir, dass es vor ein paar Tagen eine kleine Diskussion in der Familie gegeben hatte. Die Worte ihres Sohnes waren so verletzend gewesen, dass ihre Traurigkeit fast nicht mehr auszuhalten war. Der Druck und die Anspannung in ihr stiegen von Sekunde zu Sekunde. Wäre sie ein Kochtopf gewesen, wäre sie wohl explodiert, aber das schien keine geeignete Strategie für sie zu sein. Als sie nicht mehr anders konnte, ging sie in die Küche und holte sich einen Schokoladen-Osterhasen, der vom letzten Fest übriggeblieben war. Sie versteckte den Schokohasen unter ihrem T-Shirt und marschierte damit in den Keller. Unter dem Vorwand, sie müsse die Lebensmittel für das morgige Mittagessen prüfen, aß sie im Keller still und heimlich den ganzen Osterhasen auf. Dieser Ort, der Keller, half ihr dabei, ihren emotionalen *Essanfall* vor den anderen Familienmitgliedern geheim zu halten.

Solche Verhaltensweisen sind nicht ungewöhnlich. Bei manchen finden sich diese heimlichen Essattacken nur hin und wieder, bei anderen könnte man sogar fast behaupten, sie führen ein Doppelleben. Einige verstecken sich unter einem bestimmten Vorwand in einem Zimmer, andere holen und verzehren ihre Schätze heimlich auf dem Heimweg, wieder andere warten, bis der Partner das Haus verlässt, und wieder andere verstecken die Reste ihrer Schokoladenorgie in einer persönlichen Schublade oder unter dem Bett. All diese Strategien sind ein verzweifelter Versuch, sich besser zu fühlen und dabei gleichzeitig das Gesicht zu wahren.

Zählen, Wiegen, Tracken

Dass der häufige Essdrang oftmals mit Gewichtszunahme einhergeht, ist leider nicht selten die Konsequenz. Ein paar Kilo mehr auf den Rippen zu haben, wird in unserer Gesellschaft ähnlich ungern gesehen wie die Aussage einer Frau, die öffentlich kundtut, keine Kinder haben zu wollen. Entsetzte Gesichter, gerümpfte Nasen und verachtende Blicke sind der Lohn. Derartige Reaktionen erschweren die Akzeptanz der eigenen Person. Da scheint es nicht verwunderlich, dass Jederfrau und Jedermann nach einer „normalen", schlanken Figur strebt. Demnach fühlt man sich natürlich auch nicht gerade bestärkt, wenn der eigene „Schutzmechanismus", das Essen, mit ein paar Kilo mehr auf der Waage einhergeht. Es fühlt sich an wie ein Pakt mit dem Teufel. Um diesen „Teufel" auszutricksen, gibt es mittlerweile dutzende Internetforen, Instagram-Profile und Facebook-Gruppen, die äußerst erfolgreich darin sind, Abnehmtipps zu verteilen. Da das Überessen in der Regel nicht mit herbeigeführtem Erbrechen einhergeht, verwenden viele Betroffene andere Strategien, um das Überessen zu kompensieren. Nachdem sich die Theorie der negativen Energiebilanz (weniger Essen bedeutet weniger zu wiegen) ungerechtfertigterweise so hartnäckig hält wie Fettpölsterchen (s. S. 48 ff.), geht es bei vielen ans Kalorienzählen, Wiegen oder Tracken. Vielfach beobachte ich auch exzessive Sporteinheiten.

Wenn sich die Kontrolle verabschiedet

Zu Beginn des Buches habe ich von Lisa berichtet. Während ihres *Essanfalls* hatte sie beschrieben, dass es sich so anfühlt, als würde ein Monster in ihr erwachen.

Tatsächlich ist Lisa mit ihrer Beschreibung kein Einzelfall. Viele Betroffene beschreiben ihre *Essanfälle* damit, das Gefühl zu haben, die Kontrolle zu verlieren. Das Gefühl, das eigene Leben, Situationen oder das Verhalten kontrollieren zu können, gibt uns Menschen Sicherheit. Es bedeutet, dass man einen Einfluss auf das hat, was passiert. Kontrolle suggeriert uns Macht, Wahlfreiheit und Sicherheit. Wer zwischen A und B wählen kann, der fühlt sich besser.

Ein Beispiel: So ziemlich jeder war schon einmal in der Situation, von einem geliebten Menschen verlassen zu werden. Die Fäden nicht in der Hand zu haben und einfach zusehen zu müssen, wie das heiß geliebte Beziehungsleben zerfällt, ist eine der schlimmsten emotionalen Erfahrungen. Aber viel schlimmer ist die dabei erlebte Machtlosigkeit. Das ist es, was uns Angst macht und uns lähmt.

So und noch etwas schlimmer fühlt sich der Verlust der Kontrolle über das eigene Verhalten an. Dieser Kontrollverlust kann im großen Stil passieren, aber auch im Kleineren, wenn wir das Dessert einfach nicht ablehnen können oder uns, ohne nachzudenken, fünf Kekse nacheinander in den Mund schieben.

Es muss aber nicht immer unbewusst passieren. Das Essen kann auch ganz bewusst geplant werden. Wie bei Isa, die sagt: „Abends ist meine Ich-Zeit. Wenn ich den Kindern eine Geschichte vorlese, plane ich schon geistig, was ich später alles essen werde." Der Kontrollverlust äußert sich dann eher darin, dass man hemmungslos das ganze Glas Nutella leer löffelt.

Essen Sie oftmals oder phasenweise mehr (v.a. Süßes oder Energiereiches) als üblich, und zwar in „geballter Ladung", kommen Ihnen ein oder mehrere Szenarien bekannt vor oder die oben genannten Begleiter Heimlichtuerei, Kontrollverlust oder das Zählen, Wiegen und Tracken, dann können Sie davon ausgehen, dass Sie unter Essdrang leiden. Keine Sorge, damit sind Sie nicht allein. Der Unterschied ist jedoch, dass es Ihnen jetzt bewusst ist.

Nun sollten Sie ein klares Bild davon haben, ob Ihr Essverhalten der Kategorie Heißhunger oder Essdrang angehört. Wenn Sie sich sicher sind, dass das Phänomen des Essdrangs auf Sie zutrifft, stellt sich nur noch die Frage, wodurch dieser entstanden ist oder sogar aufrechterhalten wird.

Essdrang – die zwei Typen

Wir kommen an dieser Stelle zu einem äußerst wichtigen Punkt, nämlich der Unterscheidung zwischen den zwei Essdrang-Typen. Auf den ersten Blick mag es eine Unterscheidung sein, die eher trivial erscheint. Für das Ablegen des Essdrangs spielt es aber eine wichtige Rolle, wie wir im Verlauf des Buches noch sehen werden. Bei der Zuordnung zu einem der zwei Typen stellt sich weniger die Frage, wann und wie sich der Essdrang entwickelt hat, sondern was aktuell mehr Raum in Ihrem Leben einnimmt: gezügeltes Essen oder *Essanfälle*.

Typ 1: Diet first

Den Essdrang des Typs Diet first haben wir zum Großteil gesellschaftlichen Idealen, unserem verschobenen Körperbild und brüchigem Selbstwertgefühl zu verdanken. Wir fühlen uns zu dick, nicht schön oder attraktiv genug oder blicken traurig und eifersüchtig auf die Plakate mit wunderschönen, schlanken, makellos dargestellten Frauen oder voller mit einem Sixpack bewaffneten Männern. Der Blick in den Spiegel zeigt uns alles andere als 90-60-90-Maße, sondern Cellulite, Schwabbel an der Hüfte oder an den Beinen – und schon feiert die „Diät"-Region im Gehirn eine Party. Beim Essdrang des Diet-first-Typs handelt es sich um einen Essdrang, der durch gezügeltes Essverhalten entstanden ist bzw. aktuell aufrechterhalten wird.

Bei gezügeltem Essverhalten wird die Nahrungsaufnahme eingeschränkt bzw. die Kalorienaufnahme gedrosselt. Das Ziel ist es immer, abzunehmen oder das Gewicht zu halten. Gezügelte EsserInnen haben meist eine Diätkarriere hinter sich oder stecken mitten drinnen. Einige haben sich sogar durch alle erdenklichen Diäten von A wie Atkins Diät bis hin zu Z wie Zitronendiät gearbeitet. Dabei wird mit Punkten um sich geworfen, wie wild abgewogen, einseitig gegessen oder diverse Zahlen wütend oder stolz in die Tasten geklopft. Ein IT-affiner Kunde von mir ging sogar so weit, dass er sich seine eigene Berechnungssoftware programmiert hatte.

Die Drosselung der allgemein zugeführten Menge an Essen führt dazu, dass es im Lauf der Zeit vermehrt zu *Essanfällen* kommt.[14] Im Sinne der Kalorienbilanz wird die Kalorienzufuhr eingeschränkt. Je mehr, desto besser. Je größer der Verzicht, desto stolzer, „braver", mächtiger und erfolgsnaher

Diet-first-Essdrang entsteht aufgrund der völlig bewussten physischen oder mentalen Kalorieneinschränkung.

fühlt sich Mensch. Vielleicht gibt es aber auch eine gewisse Kalorienzahl, die einem vor Augen schwebt und die es einzuhalten gilt.

In all diesen Fällen haben wir jedoch die Rechnung ohne unseren Körper oder besser unser Gehirn gemacht, das sich die Prozedur nicht gerne ewig gefallen lässt. Der Essdrang kommt durch.

Vom Typ 1 Diet first sind Sie betroffen, wenn Sie streng auf Kalorien achten, sich zügeln und sich bestimmte Speisen verbieten. Das Funktionsprinzip lautet: Zuerst Zügelung, in Folge: Essdrang. Oftmals tritt der Diet-first-Typ in Kombination mit Heißhunger auf. Denn durch das stetige gezügelte Essen wird der Körper nicht mit genug Energie und Nährstoffen versorgt.

An dieser Stelle ist es mir wichtig zu erwähnen, dass wir beim gezügelten Essen zwei Typen unterscheiden können: Die *physischen* gezügelten EsserInnen und die *mentalen* gezügelten EsserInnen. Letztere würden vielleicht sogar von sich behaupten, keine Diäten zu machen, sondern sich einfach nur ausgewogen und gesund zu ernähren. Auch wenn keine Diät eingehalten wird, die Kalorienaufnahme normal scheint und auch alle Makronährstoffe wie Eiweiß, Fette und Kohlenhydrate am Speiseplan stehen, kann dennoch eine Zügelung stattfinden, nämlich in Form von mentalen Verboten. Indem man sich regelmäßig daran erinnert, gesund essen zu müssen und nur selten, manchmal oder zu bestimmten Ausnahmen eher als „ungesund“ geltende Lebensmittel essen zu dürfen. Die Auswirkungen (Heißhunger, Beschäftigung mit dem Essen, Rezepte stöbern etc.) sind dabei völlig identisch mit denen der physischen Zügelung.

Raum für Notizen

Typ 2: Binge first

Eine meiner KlientInnen kam zu mir, weil sie plötzlich an starkem Essdrang, gefolgt von Überessen, litt. Sie berichtete, dass Essen schon immer Thema in ihrer Familie gewesen sei. Statt Diäten standen eher das Überessen, emotionales Essen und das Essen zu jeder Gelegenheit auf der Tagesordnung. Ihr starker Essdrang entwickelte sich parallel mit einem Jobwechsel. Es zeigte sich, dass der neue Job alles andere als toll war, und dass Unterforderung und Zweifel in Bezug auf die Richtigkeit des Jobwechsels die permanenten Begleiter der Klientin waren. Eine Diätkarriere konnte hier als Auslöser ausgeschlossen werden.

Und genau das kennzeichnet den Binge-first-Typ. Bingen ist der fachliche Begriff für „in sich hineinstopfen" und first steht dafür, dass der Essdrang bereits vor einer Diät entstanden ist. Stattdessen kann der Essdrang, der sich über die Zeit entwickelt, als eine Art Bewältigungsmechanismus gesehen werden. Betroffene haben zum Beispiel zu Hause oder im Lauf der Zeit gelernt, bei Traurigkeit oder vor dem Fernseher zu essen. Manche Betroffene setzen das Essen ganz bewusst als Bewältigungsmechanismus ein.

Eine Kundin des Food Feelings Programmes sagte einmal: „Wenn ich einen stressigen Tag gut gemeistert habe, gehe ich in die Bäckerei und kaufe mir als Belohnung alle Dinge, die mich dort ansprechen." Meistens fiel ihre Entscheidung auf einen ganzen Sack voller Süßgebäck. Nicht selten wird für so ein Überessen oder so einen Essdrang extra und ganz bewusst eingekauft. Die meisten greifen dabei auf Lebensmittel zurück, die ein Geschmackserlebnis und einen Dopamin-Kick aufgrund von Fett und Zucker versprechen.

Viele Betroffene praktizieren diese *Essanfälle* wie zuvor beschrieben oftmals ohne für sie bewussten Auslöser, wie das bei oben beschriebener Klientin der Fall war. Sie haben unerklärbare *Essanfälle*, die nur schwer oder kaum zu kontrollieren sind.

Manche meiner KlientInnen beschreiben, dass sie den Essdrang eher im Mund spüren, so als würden die Geschmacksknospen auf der Zunge nach etwas rufen.

Das Funktionsprinzip lautet: Zuerst Essdrang, dann (eventuell) Zügelung oder Diätverhalten, um die Gewichtszunahme zu kompensieren.

In der Praxis begegne ich sowohl Diet first- als auch Binge first-Betroffenen tagtäglich. Am häufigsten jedoch Personen des Typ 1: Menschen, die abnehmen wollten und dadurch in einen Kreislauf aus Zügelung und Essdrang rutschten.

Einordnung und Abgrenzung zur Binge Eating Disorder

Den Begriff emotionales Essen haben wir rehabilitiert (s. S. 22). Es ist normal und wichtig. Im Gegensatz dazu ist der Essdrang, der bei einer Binge-Eating-Störung auftritt, Symptom einer anerkannten Essstörung.[15] [16] Binge Eating zeichnet sich unter anderem durch einen Kontrollverlust beim Essen aus, wobei richtig große Mengen verzehrt werden.

Wo ist nun die Grenze zwischen „normalem" und „ungesundem" bzw. „gestörtem" Essverhalten?

Wenn wir uns ein Spektrum von gesund bis ungesund vorstellen, dann ist emotionales Essen, sprich der Gusto auf bestimmte Lebensmittel und die Lust beim Essen, bei „gesund" zu positionieren. Der Essdrang ist dabei in der Regel ganz niedrig und, wenn überhaupt, nur in wenigen Einzelsituationen vorhanden.

Je mehr Schritte wir nun auf dem Kontinuum in Richtung „ungesund" wandern, desto stärker wird der Essdrang. Binge Eating kann als die Extremform mit einem unkontrollierbaren Essdrang angesehen werden. Je mehr wir in Richtung Binge Eating gehen, desto mehr nimmt die Häufigkeit an Situationen zu, in denen ohne Hunger gegessen wird. Dazu kommen eine zunehmende Menge an verzehrten Lebensmitteln, das zunehmende Gefühl des Kontrollverlustes oder das Weiteressen trotz Sättigung oder sogar Magenschmerzen. Diese Art des Überessens wird gemäß psychologischer Definition Essanfälle genannt. Um die in diesem Buch beschriebenen *Essanfälle* von Essanfällen des Binge Eating abzugrenzen, erfolgt eine kursive Schreibweise.

Damit die Diagnose Binge Eating vergeben wird, muss das entsprechende Essverhalten seit mindestens drei bis sechs Monaten und im Schnitt ein- bis zweimal pro Woche auftreten.[17] Zusätzlich gehen die Essattacken mit einem Gefühl des Kontrollverlustes sowie mit Ekel-, Scham- und

Schuldgefühlen einher. Betroffene essen wesentlich schneller als normal, fühlen sich danach richtig voll (Völlegefühl) und essen aus Scham alleine. Die Einkäufe werden nicht selten in ortsfremden Supermärkten durchgeführt, um nicht Gefahr zu laufen, erkannt zu werden. Es kommt zu einem unheimlichen Leidensdruck. Nachdem Binge EaterInnen nicht erbrechen, führen die Essattacken nicht selten zu einer Gewichtszunahme.

Man könnte also sagen, dass der Essdrang, von dem in diesem Buch die Rede ist, als „kleines Geschwisterchen" einer Binge-Eating-Erkrankung betrachtet werden kann. Es ist ein ungesundes Essverhalten, das aber per Definition noch nicht als krankheitswertig zu sehen ist. Analog dazu ist gezügeltes Essen als ungesundes Essverhalten zu sehen, während die Magersucht eine diagnostizierte Essstörung ist. An dieser Stelle möchte ich betonen, dass jegliche Verhaltensweise, egal wie groß der Umfang ist, ernst zu nehmen ist. Häufig besteht bei Betroffenen das Gefühl, noch nicht „krank genug" zu sein, solange keine „echte" Essstörung diagnostiziert wurde.

Wenn Sie dieses Buch in Ihren Händen halten, dann möchte ich Ihnen sagen, dass Ihre Symptome und Ihr Essverhalten ernst zu nehmen sind. Sie sind davon belastet und daher spielt es für Ihren Leidensdruck keine Rolle, ob Sie eine diagnostizierte Essstörung haben oder nicht. Reden Sie nicht davon (oder lassen Sie sich niemals einreden), dass Sie noch nicht „krank genug" sind, um ernst genommen zu werden.

Wenn das Gefühl entsteht, dass dies zutreffen könnte, dann ist ein Gespräch und eine Behandlung mit einer ausgebildeten diplomierten (klinischen) PsychologIn oder PsychotherapeutIn dringend angeraten.

Ihre Reise beginnt

Bevor wir uns nun die beiden Gruppen der Diet first- und Binge first-Gruppe genauer ansehen, möchte ich Sie noch mit einem hilfreichen Modell aus der Psychologie bekanntmachen: dem Modell der vier Kompetenzstufen nach Noel Burch.[18] Obwohl dieses Modell erst einmal so unsexy klingt wie der Winter-Sale im Frühjahr, so ist es doch umso wichtiger.

Die erste Stufe ist die der *unbewussten Inkompetenz*. In mancherlei Hinsicht befinden Sie sich vermutlich gerade auf dieser Stufe. Soll heißen: Sie wissen noch gar nicht, was Sie alles nicht wissen. Also fällt Ihnen dieses fehlende Wissen gar nicht auf.

Die zweite Stufe kann zugegebenermaßen etwas frustrierend sein. Es ist die Stufe der *bewussten Inkompetenz*. Auf dieser Stufe wurden so viele neue Informationen durch die Synapsen im Gehirn geschossen, dass die Erinnerungsketten nur so wachsen. Das führt aber auch dazu, dass Ihnen plötzlich bewusst werden wird, was Sie alles noch nicht können. Es ist wie beim Erlernen eines Musikinstrumentes. Nach der ersten Gitarrenstunde versteht man erst, welche Griffe es gibt, dass man Akkorde und einzelne Noten spielen kann und wie komplex die Griffe eines Liedes sein können. Gedanken wie „Oje, das wird ein langer Weg" begleiten erste Erkenntnisse.

Diese Stufe nenne ich auch die „Ich verzieh mich unter die Bettdecke und komme nicht mehr hervor"-Phase. Aber wer geduldig und tapfer durchhält, bewegt sich rasch weiter zu Stufe drei.

In der Phase der *bewussten Kompetenz* fällt einem plötzlich auf, was man schon alles schafft. Auch wenn die Erfolge mit Anstrengung und viel Aufmerksamkeit verbunden sind. Das Spielen von Liedern ist mit viel Konzentration verbunden, aber man kann bereits Songs oder einen Teil davon spielen. Umgelegt auf Essanfälle bedeutet das, man erlebt einen Essdrang und kann ihn schon hin und wieder abfedern. Erste Erfolge werden gefeiert.

Die letzte Stufe nennt sich *unbewusste Kompetenz*. Es ist eine sehr schöne Stufe. Sie spielen Musikstücke und die Griffe sind einfach da, ohne groß nachzudenken. In Bezug auf Ihr Essverhalten werden Sie eines Tages feststellen: „Wow, mir ist gar nicht aufgefallen, dass ich seit acht Tagen keinen Essdrang mehr hatte".

Was aber will ich mit diesem Modell vermitteln?

Das eigene Essverhalten zu verändern und Essdrang abzulegen, ist ein Prozess. Es ist wie ein Weg, der zu gehen ist. Nicht irgendein Weg, sondern ein wunderschöner Pfad, der zu vielen Entdeckungen einlädt. Auf diesem Pfad werden Sie die Umgebung, die vielen schönen Bäume, bunte Blumen und herumschwirrende Schmetterlinge bestaunen. Sie werden die Augen schließen und dem Gesang der Vögel im Wald lauschen und sich einfach nur daran erfreuen. Ab und an wird es Abzweigungen geben. Sie werden den rechten Pfad nehmen und wunderschöne Bäche entdecken. Vielleicht hört dieser Pfad plötzlich auf und Ihnen wird klar, dass Sie umkehren müssen. Aber dass Sie den rechten Pfad gegangen sind, werden Sie nicht bereuen, denn er war wunderschön und hat Sie um so viele Entdeckungen und Erfahrungen reicher gemacht.

Kurz gesagt: Verzagen Sie nicht, wenn Sie einmal stecken bleiben, denn das gehört zu jedem Prozess dazu. Um am Beginn Ihrer Reise angekommen zu sein, sind sicherlich Monate, wenn nicht sogar Jahre vergangen. Warum sollten Sie dann innerhalb von drei Wochen Ihre Reise schon wieder beendet haben? Schnallen Sie sich den Rucksack um und machen Sie sich mit dem Mindset und den Augen eines neugierigen Touristen auf den Weg. Schließlich sind es doch die Abenteuer auf einer Reise, die man später erzählt – und nicht die Tatsache, dass man innerhalb einer bestimmten Zeit am Ziel angekommen ist.

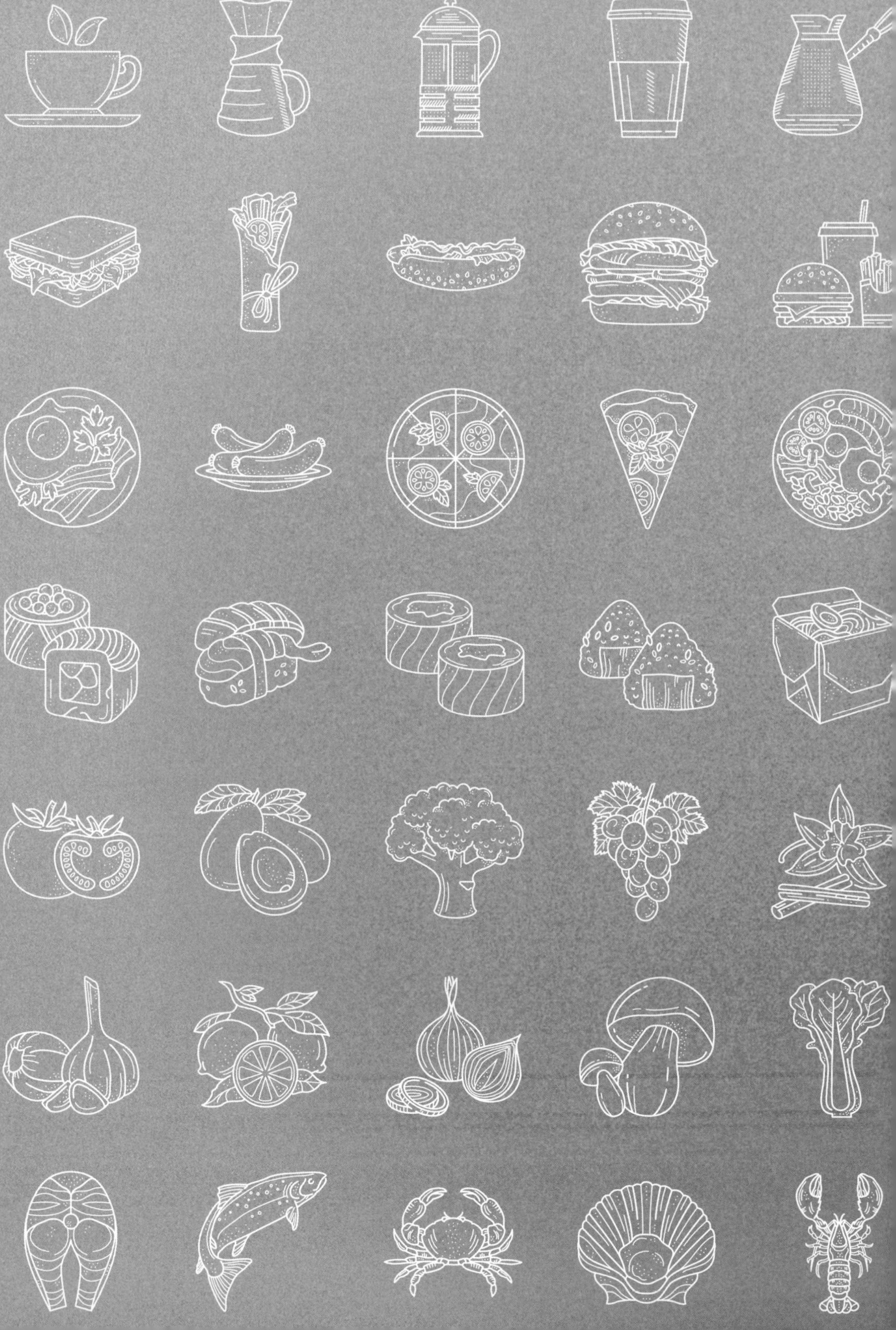

TEIL II:

Diet first

Gedanken tanken

Wie wir bereits gesehen haben, ist das gezügelte Essen eine von zwei Ursachen für Essdrang. Zügelung bedeutet, dass die konsumierte Energie-, Fett- oder Kohlenhydratemenge bewusst eingeschränkt wird.[19 20]

Zügelung vermittelt das Gefühl, Abnehmziele leicht erreichen zu können, ohne sich großartig einlesen oder sich mit Ernährung beschäftigen zu müssen. Das Ergebnis, auf welches man hinarbeitet, wirkt, als sei es in greifbarer Nähe.

Das motiviert, und somit wagt sich man sich schnell an ein Abnehmvorhaben heran. Wir Menschen lieben Ratschläge oder Anweisungen, die leicht umzusetzen sind. Und genau das bekommen wir bei allen Formen von Diäten oder so genannten „Ernährungsumstellungen", die mit Zügelung in Verbindung stehen. Egal ob es sich bei der Zügelung um Punkte zählen, Food Tracking oder ähnliches handelt.

In Kombination mit Programmen zur Lebensstilmodifikation, Shakes, Rezepten oder Abnehmkursen lässt sich Zügelung so leicht verkaufen wie Sonntagssemmeln. Geht die Abnehm-Strategie nicht auf, muss der/die Abnehmwillige wohl gemogelt haben. Wie sonst könnte es sein, dass die Fettpolster nicht purzeln? Ich selbst war leider einmal Augenzeugin bei so einem „Mogelgespräch".

Nennen wir sie Marta, damals Teilnehmerin eines Abnehmprogramms. Sie wirkte auf ihrer Seite des Tisches so, als würde sie von Minute zu Minute kleiner werden. Die Ernährungsberaterin sah sich den Gewichtsverlauf der letzten Wochen und das Ernährungsprotokoll an, runzelte misstrauisch die Stirn und fragte: „Sind Sie sicher, dass Sie auch wirklich alles aufgeschrieben haben? Manchmal lässt man etwas weg, aber damit belügt man sich schlussendlich nur selbst. Sie machen das alles nur für sich." Der Ton in ihrer Stimme glich einer Verhörszene in einem Spionagefilm. Ich selbst war in der glücklichen Lage, nicht am Verhörstuhl sitzen zu müssen, und dennoch hätte ich mir am liebsten ein großes schwarzes Loch gewünscht, um elegant aus dieser Situation verschwinden zu können.

Damals dachte ich, das wäre eine Ausnahme, aber leider wurde ich eines Besseren belehrt. Diese strafenden, strengen Blicke, die unterstellen, PatientInnen oder KursteilnehmerInnen würden ihr Ernährungsprotokoll absichtlich fälschen, sind mir leider sehr oft begegnet. Des Öfteren wurde ich mit verzweifelten Seelen konfrontiert, die peinlich berührt auf ihrem Stuhl herumrutschten und mit den Tränen kämpften, weil ihnen nicht geglaubt wurde. Es sind kleine Samen von Zweifeln, die in den Köpfen gepflanzt werden, bis daraus später große Selbstzweifel werden. So starke Zweifel, dass Frauen wie Marta am Ende wirklich davon überzeugt sind, sie wären disziplinlos oder aber ihr „komischer" Körper würde nicht so „funktionieren" wie bei „normalen" Menschen.

Als komische Menschen mit noch komischeren Körpern landen Marta und Co. zu Hause am Sofa und verlieren sich in Selbstzweifeln und im schlimmsten Falle Selbsthass. Manche von ihnen, vielleicht auch Sie, sind dann der absoluten Überzeugung, dass Ernährungsumstellungen nur bei Anderen, niemals aber bei ihnen selbst funktionieren würden. Innere Überzeugungen wie „Ich kann meinem Körper und mir nicht vertrauen" sind traurige Beweise solcher herangezüchteter Selbstzweifel.

Das alles klingt dramatisch? Finde ich auch, und ich wünschte, dass solche Szenen nur meiner Fantasie entspringen würden. Tun sie aber nicht. Sie sind real. Tagtäglich begegne ich Frauen, die mir mitteilen, dass ihr Körper nicht normal, sondern komisch sei. Berichten mir genau von diesen oder ähnlichen Situationen, in denen die Samen ihres Selbsthasses allmählich gesät wurden, von Termin zu Termin und Gespräch zu Gespräch. Das Absurde daran: Der Körper von Betroffenen ist nicht komisch, sondern hoch funktional.

Die negative Energiebilanz: Das Prinzip funktioniert, nur anders als gedacht

Die Antwort auf die Frage, warum das Zügeln so populär ist, liefert die Theorie der negativen Energiebilanz.

Diese Theorie besagt, dass eine Gewichtszu- oder -abnahme einer simplen Regel folgt: Möchte man zunehmen, esse man mehr als der Körper verbraucht. Ist Abnehmen das Ziel, nehme man weniger zu sich. Das klingt alles sehr simpel und das mag sicherlich auch der Grund dafür sein, warum sich dieser Ansatz zur Gewichtsreduktion schon so lange hält. Abnehmwillige haben den Eindruck, dass das Abnehmen so leicht funktioniert wie das Bestellen von Artikeln im Onlinehandel.

Das Konzept der negativen Energiebilanz (weniger essen = abnehmen) sieht in Wahrheit weit komplexer aus, als es dargestellt wird. Wie so häufig werden wichtige Details weggelassen, weil wir (und damit meine ich auch ExpertInnen) das vermeintlich Simple der Realität vorziehen.

Zuerst war in den Nachrichten ein Bericht über das steigende („Corona"-) Gewicht bei Jugendlichen und Kindern zu sehen. Wissen Sie, was die Lösung der Expertin war? Eltern sollten Kindern Süßigkeiten und Soft Drinks wegnehmen und sie „kindergemäß" auf ihr Gewicht ansprechen. Ich war entsetzt und es zeigte genau das Problem auf: Symptombekämpfung in ihrer feinsten Art. Eine Lösung für die wahre Ursache zu finden, das wäre zu komplex.

Sehen wir uns die Sache mit den Kalorien näher an: Kalorien sind nichts anderes als eine Angabe von Energie. Die Kalorienangabe auf Lebensmitteln verrät uns, wie viel Energie in dem entsprechenden Lebensmittel steckt. Diese Energie benötigt der Körper für viele Prozesse: atmen, verdauen, denken, Informationen filtern, Freunde umarmen, unseren Körper schützen, Viren bekämpfen, Zellen erneuern usw. Die Prozesse, für die unser Körper Energie benötigt, haben unterschiedliche Prioritäten: Manche sind lebenswichtig, wie beispielsweise der Herzschlag, andere sind untergeordnet, wie etwa die Verdauung.

Stellen wir uns diese Prioritätenliste der Energieversorgung einmal als Wohnhaus mit Gartenanlage und Penthouse-Apartment vor. Die Energie unseres modernen umweltfreundlichen Hauses kommt ausschließlich aus Solarenergie.

Bei der 14-tägigen Überprüfung stellt einer der Facility Manager eines Tages fest, dass die Speicherpaneele der Energieanlage halb leer sind und sich trotz Sonnenschein nicht mehr füllen. Sagen wir, eine große Dunstwolke, die die UV-Strahlen blockiert, liegt über der Stadt und führt dazu, dass keine Energie mehr in die Anlage kommt. Das Facility Management muss nun überlegen: Soll die Beleuchtung des Hauses von Garten bis Penthouse weiter erstrahlen, oder ist es ratsam, die Energie zu rationieren, um länger mit der vorhandenen Energie auszukommen? Das Facility Management entscheidet sich dafür, die Energie zu rationieren, und zwar zunächst im Garten und im Keller. Beim nächsten Kontrollgang in einigen Tagen wird überprüft, ob sich die Energiespeicher wieder gefüllt haben. Ist dies der Fall, wird das Licht im Keller und Garten wieder angestellt. Haben sich die Speicher nicht aufgefüllt, wird es zu weiteren Einschränkungen kommen und der Strom für die einzelnen Etagen des Hauses wird ebenfalls rationiert. Das Apartment am Dach, in dem der hoch angesehene Eigentümer residiert, soll so lange wie möglich rund um die Uhr mit Energie versorgt werden.

Das gleiche Prinzip gilt für unseren Körper. Ist genug Energie vorhanden, laufen alle Prozesse wie gewohnt ab. Bemerkt das Überwachungssystem des Körpers (Facility Management) längerfristige Einbußen in der Energieaufnahme, beginnt der Körper die Energie von denjenigen Prozessen abzuziehen, die nicht unbedingt erforderlich sind. Das oberste Ziel lautet: Das Gehirn (das Penthouse-Apartment) schützen. Je weniger Energie vorhanden ist, desto mehr Prozesse fallen den Sparmaßnahmen zum Opfer. Das sind zum Beispiel die Verdauung, die Regelblutung oder der Wärmehaushalt. Kommt weniger Energie rein, beginnt der Körper auch weniger Energie zu verbrennen.

Kommt es zu dem Punkt, dass so wenig Energie vorhanden ist, dass nicht einmal mehr das Gehirn versorgt werden kann, wie zum Beispiel im Falle eines extremen Unterzuckers, schaltet der Körper ab und wir fallen in Ohnmacht. Damit schützt unser Körper das Gehirn, weil damit alle Prozesse im Körper auf das Minimum reduziert werden.[21]

Damit die beschriebenen Einsparungen stattfinden, muss gar nicht erst große Hungersnot herrschen. Eine Diät tut es auch. Die oben beschriebenen Prozesse unterliegen primitiven Strukturen im Gehirn, die schlichtweg nur reagieren. Es ist völlig egal, warum es zu den Einbußen kommt oder wie lange diese andauern. Der Bereich des Gehirns, dem bewusst ist, dass es sich gerade um eine Diätphase mit einer zeitlichen Beschränkung von sechs Wochen handelt, ist woanders lokalisiert als die Notfall-Kommandozentrale. Man könnte fast behaupten, die Kommandozentrale analysiert nicht, sie agiert einfach nach Schema F.[22]

Nehmen wir an, es ist nach Neujahr. Die Zeit, in der man sich und den Körper mit kritischem und prüfendem Blick im Spiegel betrachtet. Wo vorher noch der weihnachtliche Waffenstillstand zwischen Ist-Körper und Soll-Körper herrschte, beginnt nun wieder Krieg auszubrechen. Die Wunderwaffe der Wahl: eine Diät. Also geht es voller Elan und Motivation los. Die Stimmung verbessert sich schlagartig, denn schon mit dem Vorsatz der neuen Diät fühlt sich der Körper leichter, besser, schlanker und frischer an. Die Energie wird gedrosselt, ein paar hundert Kalorien weniger werden es jetzt pro Tag sein.

Der Körper brennt fröhlich weiter, denn noch weiß er nicht, dass sich etwas im Energiehaushalt verändert und er weniger Energie zur Verfügung hat. Denn: Der Körper überwacht die Energiebilanz nicht täglich. Es ist vielmehr ein Pi-mal-Daumen-Prinzip über einen längeren Zeitraum. Nachdem weniger Energie hereinkommt als der Körper verbrennt, beginnt der Körper nach einiger Zeit auf die Muskelmasse und Fettreserven als Energiegeber zurückzugreifen. Die Folge: Gewichtsverlust. Je nachdem, wie aktiv der Energiestoffwechsel ist, schneller oder eben langsamer. Der Blick auf die Waage lädt zum Jubeln ein. Die Diät funktioniert. Man fühlt sich fitter und besser als jemals zuvor oder zumindest bildet man sich das ein, während man auf dem Abnehm-Trip schwebt.

Sobald der Körper (genauer gesagt ist es ein Gehirnareal, ausgestattet mit einer Energie-Überwachungszentrale) merkt, dass über einen längeren Zeitraum weniger Energie aufgenommen wird, beginnt er damit, den Stoffwechsel anzupassen und den Energieverbrauch für weniger wichtige Prozesse zu drosseln. Das wären zum Beispiel Prozesse wie die Verdauung. Damit stellt der Körper wieder eine Balance zwischen „Energie rein" und „Energie raus" her.[23]

Die Folge ist als das typische „Gewichtsplateau" spürbar. Der Gewichtsverlust stagniert, weil der Stoffwechsel seine Aktivität an die vorhandene Energiemenge anpasst. Der erste Frust seit Beginn der Diät kommt auf. Trotz Zügelung und Verzicht geht das Gewicht nicht weiter runter. Es werden neue Geschütze aufgefahren. Die Energiezufuhr wird weiter gedrosselt und das Abnehmvorhaben nimmt wieder Fahrt auf. Man freut sich, hüpft auf der Waage herum und flüstert der Waage die Worte „U made my day" zu, während man im Onlineshop voller Euphorie nach neuen Kleidern Ausschau hält. Die Tage, an denen das Gewicht fällt, werden akribisch dokumentiert. Es sind die guten Tage, die uns einen Energieschub geben und die dafür sorgen, dass wir uns ganz anders, nämlich vitaler, schlanker, gesünder und fitter fühlen. Ein Cocktail aus Hormonen und Gedanken, der in unserem Hirn zusammengebraut wird.

Nach einiger Zeit registriert unser Körper die neuerliche Einschränkung. Wieder reagiert er mit einer Drosselung des Energieverbrauchs. Die nächsten Prozesse im Körper erfahren ihre Einschränkungen: Durchblutung im Verdauungstrakt, Wärmeproduktion, Regeneration. Manche reagieren mit schlechter Stimmung, Müdigkeit, frieren mehr oder haben vermehrt Durchfall oder Verstopfung. Im schlimmsten Fall muss vielleicht auch der weibliche Zyklus daran glauben, die Blutung wird unregelmäßiger.

Die Waage zeigt eine neuerliche Stagnation im Gewicht an. Die Stimmung verschlechtert sich schlagartig. Der Frust, begleitet vom Gedanken „Da wird verzichtet und verzichtet, und nichts tut sich!" nimmt zu. Irgendwann tritt das „Eh schon wurscht"-Prinzip in Kraft. Wie von Zauberhand und fremdgesteuert schwebt der Körper in die Küche. Dort erfolgt der Griff in das Süßigkeitenregal. Wenn man wieder zu sich kommt, findet man sich im besten Fall neben einer leeren Kekspackung wieder. Das Frustessen hält mehrere Stunden, Tage oder auch Wochen an.

In dieser Zeit passiert genau das, was keiner möchte: Der Körper hat im Lauf der Diät seine Prozesse heruntergefahren, verbrennt weniger als zuvor. Durch das veränderte Essverhalten kommt jedoch plötzlich Energie im Übermaß herein. Die Glühlampen unseres Hauses glühen so stark, dass sie fast schon explodieren. Eine Festbeleuchtung von Garten bis Penthouse. Es herrscht ein Ungleichgewicht zwischen „Energie rein" und „Energie raus". Die ideale Gelegenheit für den Körper, die Fettdepots (Solarspeicher) aufzufüllen.[24] [25]

Sobald der Körper über einen längeren Zeitraum sein übliches Pensum an Energie bekommt, fährt er seinen Energieverbrauch wieder hoch, stets bemüht, eine Balance herzustellen.[26] Energieaufnahme und -verbrauch gleichen sich wieder. Das Gewicht stabilisiert sich auf dem Ausgangsniveau oder oft sogar auf einem höheren Level. Dieses Gewicht ist das neue Ist-Gewicht, der neue Setpoint. Dieser Mechanismus ist unter dem Jojo-Effekt bekannt. Mit jeder Diätphase kann sich das Ist-Gewicht somit Stück für Stück nach oben arbeiten. Und so kommt es, dass viele am Ende einer Diät mehr Gewicht auf den Rippen haben als vorher.

Während in den Klatschzeitschriften und Abnehmbüchern davon gesprochen wird, dass der Stoffwechsel bei vielen Diäten einschläft, ist also genau das Gegenteil der Fall. Es ist ein hoch sensibles und leistungsfähiges System, das um jeden Preis Gleichgewicht herstellen möchte.[27] [28] Und dies funktioniert in beide Richtungen: Man nimmt genauso wenig endlos ab wie endlos zu. Um eine weitere Gewichtszunahme zu erreichen, muss die Energiezufuhr konstant steigen, d.h. man muss mehr essen als zuvor.

Wie der Körper aber im Einzelfall reagiert, ist abhängig vom individuellen Stoffwechsel, von Hormonen, vom weiblichen Zyklus, dem Stresslevel, von Genen, Erkrankungen und vielem mehr. Nun ist auch klar, warum wir langfristig so schwer abnehmen, wenn uns die Abnehmmotivation packt. Wir verkünsteln unser Ess- und Bewegungsleben, indem wir für unsere Verhältnisse unnatürlich viel Zügelung einsetzen und Bewegung treiben. Diese Kombination mag funktionieren, ist aber so extrem, dass wir sie nicht lange durchhalten können (und sollen!).

Das ist auch der Grund, warum viele ErnährungsberaterInnen dafür plädieren, dass für eine gesunde und nachhaltige Gesundheitsförderung eine Veränderung des Lebensstils her muss: Ernährung und Essverhalten umstellen, eine gesunde Beziehung zum eigenen Körper aufbauen und Bewegung in den Alltag integrieren. Dass das nicht sexy klingt und sich vor allem nach viel Geduld und Aufwand anhört, versteht sich von selbst. Gleichzeitig wissen alle, dass es der einzige gangbare Weg ist. Überzeugen lassen sich Menschen natürlich viel eher von attraktiven Versprechen wie „Mit Low Carb in 6 Wochen zum Wohlfühlkörper" oder „Mit Shake XY in 4 Wochen zum Sixpack" als von den lahmen „Lebensstil verändern und die Gesundheit fördern"-Werbesprüchen.

Schon oft habe ich Personen, mit denen ich über Diäten diskutiert habe, sagen hören: „Ich mache jetzt die Diät XY, nehme schnell ab und DANN arbeite ich an meinem gesunden Essverhalten. Aber zuerst muss ich abnehmen."

Kaum jemandem ist bewusst, dass es niemals zu dem kommen wird, was auf dieses große DANN folgt. Diätversprechen sind wie die Reden von Politikern: Darauf trainiert, diese eine bestimmte Seite zu präsentieren. Andernfalls würden Diätversprechen nämlich so lauten:

„Mit Low Carb in 6 Wochen zu Wohlfühlkörper und Heißhungeranfällen" oder „Mit Shake XY in nur 4 Wochen zu Sixpack und Fressanfällen", und im Vergleich dazu klingt dann der Slogan „Lebensstil verändern und die Gesundheit fördern" doch wieder sexy.

Die negative Energiebilanz sagt uns also, dass wir lediglich weniger essen müssen als wir verbrennen, um abzunehmen. Das lässt den Schluss zu, dass je mehr Kalorien eingespart werden, desto mehr Fettpolster purzeln. Kalorienreduktion veranlasst den Körper dazu, Kalorien zu sparen. Das Abnehmvorhaben ist damit von vornherein gescheitert, Gewichtszunahme langfristig quasi vorprogrammiert – und das ohne das Wissen der Betroffenen. Das ist aber nicht die einzige Konsequenz, die Diäten mit sich bringen.

Merksatz: Die negative Energiebilanz ist eine gefährliche Vereinfachung von komplexen Stoffwechselprozessen.

Die vier Phasen einer Diät

Nicht nur im Körper geschehen massive Veränderungen. Auch Verhalten oder Psyche bleiben von den Diätphasen nicht unverschont. Während des Diäthaltens werden verschiedene Stadien durchlaufen, geprägt durch unterschiedliche Verhaltensmuster und Gedanken. Grob lassen sich vier Phasen einer Diät unterscheiden. Die Phasen sind dabei unterschiedlich lang, die Übergänge fließend. Sie werden sehen, man erkennt sich relativ schnell wieder. Beschleicht Sie dabei das Gefühl, „ertappt" worden zu sein, genießen Sie einen Vorteil: Sie wissen, wo Sie ansetzen müssen, um den Essdrang aufzulösen.

PHASE 1: EINE DIÄT STARTEN & DAS LETZTE ABENDMAHL GENIESSEN

Sobald der Entschluss gefasst wird, eine Diät zu machen, ist in Sekundenschnelle eine große Entlastung spürbar. Das Gefühl, auf dem richtigen Weg zu sein, vermittelt Hoffnung und Zuversicht, weil eines ganz klar ist: Das ist der Tag, an dem sich die Zukunft ändert. Ab morgen wird alles anders sein. Schon alleine dieses Wissen und der Entschluss dazu sorgen dafür, dass man Macht und Energie in sich aufkommen spürt. Dieses Gefühl ist im Grunde kaum in Worte zu fassen. Ich versuche dennoch, es zu beschreiben: Es ist pur und rein. Es ist ein Gefühlscocktail aus Selbstbewusstsein, Selbstüberzeugung und Motivation. Ein Hochgefühl, innere Befreiung, Leichtigkeit und Zuversicht. Ich selbst habe es ebenfalls jedes Mal aufs Neue erlebt. Es ist ein Gefühl, das fast süchtig macht, weil es sich so gut anfühlt.

Und genau dieses Gefühl führt dazu, dass noch einmal bedingungslos und ohne schlechtes Gewissen gegessen werden kann. Das letzte Abendmahl („last supper effect"), so wird die Essensphase vor dem Beginn der Zügelungsphase bezeichnet, ist die letzte Gelegenheit noch einmal all das zu essen, was ab morgen verboten sein wird.[29] Nudeln, Kuchen, Schokolade, Kekse, Lasagne, Burger, Pizza... Alles ist erlaubt. Ohne schlechtes Gewissen wird geschlemmt, denn eines ist gewiss: Ab morgen ist alles anders, deshalb zählt der Moment.

PHASE 2: DAS MACHTVOLLE HOCHGEFÜHL

Sobald sich die Augen am nächsten Morgen öffnen, ist man in seinem neuen Leben angekommen. Man fühlt sich stark und mächtig, kein Keks und kein Burger führt uns in Versuchung. Die Motivation ist viel zu hoch, um sich von als ungesund gelabelten Lebensmitteln verführen zu lassen. Das neue Ich ist stärker und mächtiger.

Ungesunde Lebensmittel und Menschen, die diese verzehren, werden häufig abgewertet. Sie sind schwach und undiszipliniert. Zu ihnen möchte man nicht zählen, von ihnen möchte man sich abgrenzen. Eine Art Selbstschutz – und toxische Motivation zugleich.

PHASE 3: DIE BLASE VERLASSEN UND VOM LEBEN EINGEHOLT WERDEN

Der Diätzug zieht seine Kreise und die anfängliche Motivation nimmt etwas ab. Eventuell hat das mit dem Körpergewicht zu tun, das gerade nicht im Wunschtempo fällt.

Die Blase, die man sich aufgebaut hat, wird erstmals bedroht. Essenseinladungen, Spieleabende mit Freunden, Hochzeiten oder Festtage wie Ostern oder Geburtstage stehen an. Den ganzen Leckereien zu entsagen war leicht, als man in der eigenen Diät-Blase war, aber nun holt einen das wahre Leben ein. Es wird zunehmend schwieriger, Kuchen und Co. zu widerstehen. Bestimmte Lebensmittel, nämlich genau diejenigen, die mit dem Stempel „ungesund" versehen wurden, gewinnen plötzlich an Attraktivität. Es fällt immer schwerer, Pizza, Schoko und Co. zu widerstehen, der Gusto danach steigt wie ein Thermometer während der Frühlingszeit. Der Verzicht fällt zunehmend schwerer.

Ich kann mich noch gut an eine Situation in meinem Leben erinnern, in der ich genau das hautnah und völlig unerwartet erlebte: Eines Jahres zur Fastenzeit hatten sich all meine Freunde vorgenommen, auf irgendwas zu verzichten. Da ich eigentlich gar keine Lust auf Verzicht hatte, beschloss ich, das ganze Fasten-Ding mit Köpfchen zu machen. Schnell hatte ich mein Verzicht-Item gefunden: Schokolade! Ich persönlich war eher der Chipsanhänger als der Schokoladenfreak, und so konnte ich mein Gesicht in der Gruppe wahren, während ich gar keinen echten Verzicht ausüben musste. Ich hielt mich für besonders schlau. Kaum war der zweite Tag der Fastenzeit angebrochen, durfte ich den ernährungspsychologischen Effekt der Aufwertung erleben, ohne zu wissen, dass der Effekt existierte. Ich hatte plötzlich einen unglaublich großen Gusto auf Schokolade. Sie ging mir nicht mehr aus dem Kopf. Es war der blanke Horror.

Das Phänomen wurde im Jahr 1944 zum ersten Mal beobachtet, wenn auch damals per Zufall[30]. Ernährungswissenschaftler beschäftigten sich mit der Frage, welche Auswirkungen eine Einschränkung der Nahrungsaufnahme nach sich ziehen würde. Ursprünglich wollte man die Erkenntnisse der Studie, bekannt unter dem Namen Minnesota Studie, nutzen, um Menschen nach dem Krieg wieder aufzupäppeln. Der Fokus lag primär auf physiologischen, also körperlichen Auswirkungen von Nahrungseinschränkung und wie mit diesen umgegangen werden könnte.

Umso erstaunter war das Forscherteam dann über die zahlreichen psychischen Auswirkungen. Versuchsteilnehmer wurden ausgehend von einer (für die damaligen Umstände) ausgewogenen kohlenhydratlastigen Ernährung zunehmend mehr in ihrer Nahrungsaufnahme eingeschränkt. Die Kalorienaufnahme wurde Schritt für Schritt gedrosselt. Je länger dieser Energie-Entzug dauerte, desto mehr fingen die Versuchsteilnehmer an, fast vom Essen besessen zu werden. Einige begannen das Essen zu zelebrieren, andere stopften es in sich hinein als gäbe es kein Morgen mehr, und andere wiederum zogen sich mit der Mahlzeit zurück, um für sich zu sein. Die Gedanken kreisten zunehmend mehr um Nahrung.

Die Besessenheit vom Essen (Beschäftigung, Rezepte sammeln, vermehrtes Kochen, Essensplanung, übertriebene Essensrituale) ist heute unter dem Namen „hungerbedingte Neurose“ bekannt und gilt als typisches Merkmal von ungesundem Essverhalten.

Einige StudienteilnehmerInnen hatten bei ihren Ausgängen sogar *Essanfälle* und mussten aus der Studie ausgeschlossen werden. Wenn die TeilnehmerInnen also irgendwo Zugang zu Speisen oder Lebensmitteln hatten, konnten sich manche nur schwer kontrollieren. Dies war für das Forscherteam völlig unerwartet.

Der Psychologe Jack Brehm veröffentlichte 1966 eine Arbeit, in der er dieses Phänomen zum ersten Mal als Reaktanz bezeichnete. Reaktanz hilft dabei, die eigene Freiheit zurückzugewinnen oder sich gegen die Einengung zu wehren. Einschränkung ist etwas, das wir Menschen überhaupt nicht mögen. Heute spielt dieser Effekt eine besondere Rolle in der Verkaufs- und Arbeitspsychologie.

Verbote steigern die Attraktivität. Nicht umsonst feiern Louis Vuitton, Cartier und all die anderen Marken, die sich Durchschnittsbürger nicht leisten können, so großen Erfolg. Warum denken Sie, werden die Outlet-Center das ganze Jahr über gestürmt? Wir wollen das haben, was uns normalerweise verwehrt ist. Ein ganz simpler psychologischer Effekt, der auch im Marketing gern verwendet wird. Das gleiche Prinzip nutzen auch Lebensmittelhersteller, indem sie beliebte Pralinen oder Lebkuchen nur zu bestimmten Jahreszeiten auf den Markt bringen oder Sondereditionen bei Schokoladen verkaufen.

Bei einer Diät erfahren wir ebenfalls eine Limitierung, die wir uns selbst auferlegen. Es sind also genau die Lebensmittel, die wir uns aufgrund der Diät verbieten, die solche Effekte in uns auslösen und nicht der Salat, den wir unlimitiert essen dürfen. Es hat einen Grund, warum sich der Essdrang nur bei bestimmten Speisen zeigt. Nicht der böse Zucker oder das böse Fett ist schuld. Einen großen Teil tragen wir selbst bei, indem wir uns zügeln. Es ist der Reiz des Verbotenen oder Unerreichbaren, der alles so schmackhaft macht. Durch Verbote entsteht eine Art innerer Spannungszustand, ein Widerstand (Reaktanz), der auftritt, sobald man eingeengt oder seiner freien Entscheidung beraubt wird.[31]

Während Diäten entsteht ein unglaublicher Gusto auf die Speisen, die wir uns verwehren. Je länger die Diät andauert, desto härter wird es. Manchmal werden sogar die Geburtstagsfeiern oder Abendessen abgesagt, um sich ja nicht einer potenziellen Verführung auszusetzen.

PHASE 4: SICH GELEGENTLICH ESSANFÄLLE GÖNNEN

Googelt man die Begriffe „Abnehmen" und „Disziplin", benötigt die bekannteste Suchmaschine der Welt nur 0,57 Sekunden, um insgesamt 1.840.000 Ergebnisse auszuspucken. Bei vielen dieser Beiträge wird die schwache Disziplin oder mangelnde Selbstkontrolle für das Scheitern von Diäten, Essanfällen oder Heißhunger-Anfällen verantwortlich gemacht. Selbstkontrolle ist die Fähigkeit, innere Impulse und Verhaltensweisen zu verändern oder zu unterdrücken. Im Klartext bedeutet das: Wer abnehmen möchte, muss sich nur etwas zusammenreißen, damit das mit dem Abnehmen oder der Gewichtsstabilisierung auch wirklich klappt. So zumindest das Bild, das in unserer Gesellschaft vorherrscht. In Folge wird mehrgewichtigen Personen auch zugeschrieben, dass sie sich nicht kontrollieren können, schwach und faul sind. Kein Mensch will so gesehen werden, weshalb Disziplin als äußerst positive Eigenschaft gilt. Mit genug Disziplin wird alltäglichen Versuchungen widerstanden.

Das ist allerdings nur die halbe Wahrheit. Situative Selbstkontrolle wäre dann gegeben, wenn z. B. ein Kuchenangebot ausgeschlagen wird. Situative Selbstkontrolle meint in diesem Fall nämlich, Energie aufzuwenden, um gegen den Essdrang anzukämpfen.

Diese Kontrolle braucht es vor allem dann, wenn wir zwei Wünsche oder Ziele haben, die einander widersprechen, also ein Wunsch-Ziel-Konflikt vorliegt. Es gibt ein Ziel in der Zukunft, das als besonders erstrebenswert angesehen wird (dünn sein) und einen Wunsch im jetzigen Moment (einen Brownie essen). Das begehrte Verhalten (Süßes essen) steht im Widerspruch zu den langfristigen Zielen (abnehmen). Beide Verhaltensweisen versprechen Glücksgefühle. Entscheidet man sich für die Glücksgefühle im Jetzt oder für die Glücksgefühle, die erst zu einem unbestimmbaren Zeitpunkt in der Zukunft zu spüren sein werden? Diese Art von Konflikten führen zu sehr hohem Druck und innerlichem Stress.

Um das auszuhalten, benötigt unser Körper enorm viel Energie, und auch diese ist nicht endlos. Studien zeigen, dass sich situative Selbstkontrolle generell über die Zeit erschöpft.[32]

Gleichzeitig nimmt die innere Reaktanz zu. Nachdem Reaktanz zum Ziel hat, den innerlichen Druck und Stress loszuwerden, beginnt über kurz oder lang eine innerliche Diskussion. Vielleicht bei einer Geburtstagsfeier, einer Hochzeit oder einem Spieleabend. Während der sehnsüchtige Blick die verbotenen Kekse fixiert, diskutiert die Lust mit der Diätmentalität. Eine Ausnahme würde wohl nicht schaden, es wäre ja immerhin nur ein Keks. Die Diätstimme widerspricht dem natürlich und versucht daran zu erinnern, wie tapfer und brav bisher schon verzichtet wurde. Das wird als Argument genommen, sich eine Ausnahme zu gönnen. Nur eine. Früher oder später gewinnt die Lust. Eine Ausnahme, auf die vielleicht noch ein Keks oder noch ein Stück Torte folgt. Wie wir schon festgestellt haben, sind wir Menschen an liebsten in zwei Kategorien unterwegs: Diäten machen oder zügellos essen, schwarz oder weiß, ja oder nein. Deshalb kennt so mancher sicher den Gedanken „Jetzt ist es auch schon egal", der einem durch den Kopf geht, bevor der nächste Keks im Mund landet. Und dann der nächste und der nächste.[33]

1975 begann sich Peter Herman mit genau diesen Phänomenen zu beschäftigen. Seine Annahme: Wenn Menschen weniger Energie aufnehmen würden als sie bräuchten (sich also zügeln) und etwas diese Zufuhrbeschränkung aufheben würde, dann würden gezügelte EsserInnen mehr essen. Also begann Herman eine Versuchsreihe, um herauszufinden, unter welchen Umständen es bei gezügelten EsserInnen zu Überessen kommen würde. Mit einem seiner Experimente, bekannt unter dem Namen Pre-Load-Experiment, feierte Hermans Annahme ihren Durchbruch.[34]

Für sein Experiment lud er natürliche und gezügelte EsserInnen zu einer Geschmacksverkostung ein und teilte die TeilnehmerInnen in verschiedene Gruppen ein. Eine Gruppe der stark gezügelten und natürlichen EsserInnen (wenig gezügelte EsserInnen) bekam einen Milchshake, die nächsten zwei Gruppen bekamen jeweils zwei Milchshakes. Die dritte Gruppe erhielt keinen Shake, also keinen Pre-Load. Sie diente als Kontrollgruppe. Ein Pre-Load ist eine Vorab-Portion. Nach der Geschmacksverkostung, die eigentlich nur als Vorwand diente, durften sich die VersuchsteilnehmerInnen an einem Eis-Buffet durchkosten. Für die TeilnehmerInnen war es die Belohnung, für Herman startete hier das eigentliche Experiment. Er wollte wissen, wie sich gezügelte EsserInnen am Eisbuffet verhalten würden, nachdem sie von außen „gezwungen" wurden, Milchshakes (Pre-Load) zu trinken. Milchshakes stehen aufgrund ihrer Energiemenge ja nicht gerade auf dem Speiseplan von diäthaltenden Personen. Was also würde passieren?

Die Ergebnisse waren erstaunlich. Bei wenig gezügelten EsserInnen hing die gegessene Menge der Eiscreme von der Anzahl der Shakes ab, die sie als Pre-Load getrunken hatten. Die Gruppe die zwei Shakes trank, aß weniger Eiscreme als die Gruppe mit nur einem Shake. Je voller sie von den Milchshakes waren, desto weniger Eiscreme wurde in Folge verdrückt.

Bei den gezügelten EsserInnen verhielt es sich genau anders herum: Je mehr Milchshakes sie tranken, desto mehr Eis verputzten sie. Durch das Experiment wurden die DiäthalterInnen gezwungen, ihre „erlaubte Kalorienmenge" zu überschreiten. Im Sinne des „Jetzt ist es auch schon wurscht"-Gedankens wurde die Gelegenheit genutzt, um so richtig über die Stränge zu schlagen. Dieses Phänomen löste damals unglaubliches Erstaunen aus, heute ist es als Prinzip der „Enthemmung" oder als „Abstinenz-Verletzungs-Effekt“[35] bekannt. Ohne den Namen für das Phänomen zu kennen, sind die Auswirkungen für viele Diät-VerfechterInnen bekannt. Sobald wir von Speisen naschen, die wir uns verboten haben und damit unsere eigenen Gesetze brechen, kippen wir genau in die gegenteilige Reaktion.

Die Kombination aus Verboten, Reaktanz und der Erschöpfung der Selbstkontrolle erklärt, warum Verzicht und Zügelung in der Regel nicht über einen längeren Zeitraum aufrechterhalten werden können. Und wir können noch nicht einmal etwas dafür!

Natürlich gehen all diese Situationen und Erlebnisse nicht spurlos an uns vorbei. Bei der Frage nach der Ursache für diese zügellosen Essanfälle wird natürlich ein Schuldiger gesucht. Die Selbstzweifel beginnen fröhlich zu wachsen und wir dürfen die Früchte ernten. Schließlich mündet alles in Lethargie, in Hilflosigkeit.

An dieser Stelle folgt der Blick in den Spiegel oder die Berührung des eigenen Bauches, der Hüften oder anderer Problemzonen. Ein Gedankenblitz: Die nächste Diät wird helfen! Die Hoffnung stirbt schließlich zuletzt.

Wir befinden uns in einem Kreislauf aus Zügelung und Essanfällen. Den Kreislauf zu durchbrechen, scheint eine Herausforderung mit einem Schwierigkeitslevel einer Mount-Everest-Besteigung. Der Startschuss für eine ungesunde Esskarriere aufgrund von Diäten und Zügelung ist gefallen.

Was bedeutet gesundes Essverhalten eigentlich?

Gezügeltes Essverhalten ablegen

Man beachte das Paradoxon: Der Weg der Verbote scheint für so viele der einzige Weg zum idealen Körper oder Gewicht zu sein – und gleichzeitig ist es genau der Weg, der uns überhaupt erst in den Problemkreislauf hineinstößt.

Für ein gesundes Essverhalten benötigt es keine Zügelung, Disziplin oder sonst etwas, sondern vielmehr ein Grundverständnis für den Körper und welch großen Einfluss die Psyche auf unser Essverhalten hat.

Doch was bedeutet gesundes Essverhalten eigentlich?

Bei dem Wort „gesund" fallen einem alle möglichen Tipps und Empfehlungen ein. Vergessen wir diese Definitionen fürs Erste. „Gesund" kennzeichnet in erster Linie Verhaltensweisen, die die eigene psychische und physische Gesundheit unterstützen.[36] Und genau diese Verhaltensweisen werden wir uns in diesem Kapitel näher ansehen.[37]

Zurück zum achtsamen und intuitiven Essverhalten

Jean Kristeller, eine Koryphäe auf dem Gebiet des achtsamkeitsbasierten Trainings des Essverhaltens, spricht von zwei Ebenen: Inner und Outer Wisdom. *Inner Wisdom* ist die Fähigkeit, auf die Körperwahrnehmung (Interozeption), also auf unseren Körper zu hören und Hunger, Sättigung, Geschmacksintensität, Verträglichkeit etc. zu spüren und die Nahrungsaufnahme danach zu richten.

Outer Wisdom meint das Bewusstsein für alle äußeren Einflüsse, sei es theoretisches Wissen zum Thema Ernährung oder der Geruch von frisch gebackenem Brot aus der Bäckerei, der Gelüste in uns auslöst.

Sowohl Inner als auch Outer Wisdom sind wichtig. Um gute Entscheidungen zu treffen, sollten wir aber zunächst einen Zugang zu Inner Wisdom (also zu unserer Körperwahrnehmung) finden.[38 39] Outer Wisdom beeinflusst uns nämlich so sehr, dass sie uns mitunter die „Sicht vernebelt“. Um das gezügelte Essverhalten abzulegen und Inner sowie Outer Wisdom wieder in Einklang zu bringen, habe ich den Prozess in mehrere Schritte unterteilt.

Schritt 1: Eine aktive Entscheidung treffen

An dieser Stelle gilt es eine Entscheidung zu treffen: für die Diätwelt oder dagegen. Sagen Sie sich ganz bewusst, klar und deutlich, dass Sie sich dafür entschieden haben, die Diätmentalität abzulegen. Und dies meine ich wortwörtlich! Sagen Sie sich innerlich: „Ich lasse die Diätmentalität hinter mir.“ Dabei ist es egal, ob Sie diese Worte still nach innen richten oder ob sie diese Worte laut aussprechen. Aber tun Sie es, immer wieder.

Veränderung beginnt immer mit einer aktiven, also bewussten Entscheidung. Noch niemand hat sein Leben dadurch verändert, dass sich jemand gedacht hat: „Schauen wir mal“. Bewusst und aktiv entscheiden ist Ihr neues Motto!

Ich möchte betonen, dass diese bewusste Entscheidung in jeder Sekunde, jeder Minute und an jedem Tag neu getroffen werden kann, darf und muss. Wenn Sie also jetzt denken: „Ich bin noch nicht soweit“, dann ist das im Moment so. Die Feststellung alleine ist schon einmal gut. Morgen oder übermorgen kann Ihre Entscheidung anders ausfallen. Vielleicht gibt es einen Teil in Ihnen, der noch nicht ganz loslassen möchte. Bevor Sie die nächsten Wochen herumgrübeln, ob Sie sich für oder gegen eine grundsätzliche Veränderung aussprechen werden, stellen Sie sich die Frage: Was will ich jetzt in diesem Moment?

Die Diätmentalität abzulegen ist keine einmalige Sache. Vielmehr geht es um einen Prozess des Loslassens.

Es wird viele Situationen geben, in denen sich die Diätmentalität mit Freude zu Wort melden wird. Wenn Bewertungen hochkommen wie „Du bist dick“, „Wenn du das isst, dann wirst du zunehmen“, „Kekse sind nicht gesund“, oder „Wie sieht denn dein Bauch schon wieder aus?“, dann ist das ganz normal. Schließlich war Ihre Diätstimme vermutlich schon Monate oder gar Jahre ein ständiger Wegbegleiter. Sie hat viel Raum bekommen, daher ist sie es gewöhnt, ständig auf der Bühne herumzutanzen. Diese innere Diätstimme muss erst lernen, dass die Bühne nun einem anderen Teil gehört. Es ist ein Teil, der sich für das gesunde und freie Essverhalten entscheidet und Genuss und Leichtigkeit leben möchte. Es ist der Teil, der Sie schließlich befähigt zu sagen: „Ich habe mein Leben genossen und alles gekostet, was es zu kosten gab“, anstatt zurückzublicken und zu sagen: „Mit 35 Jahren hatte ich Körpergewicht XY und habe in das rote Kleid gepasst.“

Doch weil eben diese gesunde und befreite innere Stimme in all den Jahren keinen Platz im Rampenlicht bekommen hat, steht sie am Bühnenrand wie ein scheues Kind vor der ersten Theateraufführung und wartet auf ihren Auftritt.

Das wird immer dann der Fall sein, wenn die Diätmentalität in gewohnter Manier auf die Bühne hupft. Manifestieren Sie das innere Bild, wie Sie die Diätstimme in ihre Schranken weisen, zum Beispiel: „Ah, da bist du wieder, liebe Diätmentalität. Vielen Dank für deinen Support all die Jahre, aber nun bitte ich das leichte und befreite Ich auf die Bühne.“

Suchen Sie sich Ihren eigenen Satz oder eine Aussage, die sich für Sie stimmig anfühlt und zu Ihnen passt. Ganz aktiv und bewusst. Schreiben Sie den Satz auf, fertigen Sie eine Zeichnung an oder suchen Sie ein Symbol, das für diesen Teil steht.

Ich weiß, das hört sich etwas eigenartig und vielleicht auch anstrengend an. Aber die Neuropsychologie zeigt, dass diese Technik hilft, und schon bald wird Ihnen diese neue Gewohnheit gar nicht mehr schwerfallen.

Mit ziemlicher Sicherheit sitzt tief in Ihnen ein Angstkeim, der sich davor fürchtet, dass Sie zunehmen. Jahrelange haben Sie womöglich gelernt, dass es unter „Alles ist erlaubt"-Bedingungen und in Diätpausen häufiger zu Essanfällen gekommen ist. Sie haben gelernt, dass es ohne Zügelung und Verbote nicht gelingt. Ihnen ist natürlich mittlerweile klar, dass es in Wirklichkeit die Zügelung und die Verbote sind, die zu Essdrang führen und nicht die Leichtigkeit und Unbeschwertheit im Essverhalten. Und dennoch keimt da diese Angst.

Das ist völlig verständlich. Ihrer Erfahrung nach führen fehlende Zügelung oder ausbleibende Verbote unweigerlich zu einem Überessen. Aber das ist eine Verzerrung in der Wahrnehmung. Sie sehen nur den Essdrang, aber nicht den Grund dafür: die Zügelung und die Verbote.

Halten Sie sich das immer wieder vor Augen: In Zukunft wird es keine Verbote geben – und damit auch keine *Essanfälle*, die dadurch hervorgerufen werden. Die Erklärung dafür liefert der Effekt der sensorisch spezifischen Sättigung.[40 41] Demnach tritt nach einer Zeit ein Gewohnheitseffekt ein. Wenn Sie plötzlich jeden Tag Pizza essen dürfen, dann gewöhnen Sie sich daran und der Anreiz, das Lebensmittel zu konsumieren, vergeht. Sie kennen den Effekt sicher von Hotelbuffets. In den ersten Tagen überessen Sie sich, weil es so viele neue Dinge gibt. Sie gewöhnen sich aber daran, der Anreiz wird weniger und das Überessen vergeht. Dieser Effekt tritt im Alltag aber nur dann ein, wenn Sie sich wirklich die Erlaubnis erteilen und die Diätmentaliät ablegen.

Schritt 2: Eine bestärkende Umgebung schaffen & Vorbereitungen treffen

Schaffen Sie sich eine Umgebung, die Sie bei Ihrem Vorhaben unterstützt! Achten Sie also auf Diätanzeichen und Diätgespräche in Ihrer Umgebung und distanzieren Sie sich davon. Entscheiden Sie aktiv, mit welchen Menschen, FreundInnen, sogenannten ExpertInnen oder Social-Media-Accounts Sie sich umgeben wollen.

Die Diätgedanken und die Diätwelt hinter sich zu lassen, ist ein Prozess. Meine Erfahrung zeigt, dass es am besten ist, sich Verbündete zu schnappen, sich mit Gleichgesinnten zu umgeben, sich eventuell eine qualifizierte Fachkraft zur Seite zu stellen. Ob Bücher, Podcasts, YouTube-Videos oder entsprechende AktivistInnen in den Social-Media-Kanälen: Lassen Sie sich von der Anti-Diät-Welle inspirieren. Alles, was unterstützt, ist erlaubt.

Im Gegenzug lassen Sie alles zurück, was nicht mehr zu Ihrem neuen Weg passt. Durchforsten Sie Ihre Listen auf der Suche nach Abnehm-TrainerInnen, FitnessbloggerInnen, Abnehmforen und der LowCarb-Gruppe und entfolgen Sie allen und jedem Account, der etwas mit Gewichtsstigmatisierung und Abnehmen am Hut hat.

Lernen Sie, „Stop" zu sagen, wenn jemand um Sie herum beginnt, über Abnehmen und Diäten zu sprechen oder versucht, Sie mit „Aber Übergewicht ist nicht gesund"-Talks von Ihrem Weg abzubringen. Egal ob Ärzte, Onkel, Tanten oder Freunde. Sagen Sie „Stop". Vielleicht gibt es Situationen, in denen Sie erstmal „mundtot" sind. Der Kopf ist leergefegt, es fallen Ihnen spontan keine Argumente ein, die Sie entgegenbringen oder mit denen Sie ein „Stop!" signalisieren können. Dann nehmen Sie sich *jetzt* ein Blatt Papier zur Hand und formulieren Sie schon einmal etwas vor. Dann können Sie später darauf zurückgreifen. Formulieren Sie etwas Freundliches und etwas Strenges, probieren Sie alles mit lauter Stimme vor dem Spiegel aus. Diese „Spiegelübung" mag recht komisch und „nicht notwendig“ klingen, aber ich kann Ihnen sagen, dass die KlientInnen, die sich in meiner Praxis über diese Übung trauen, ganze 15 Zentimeter größer sind, wenn sie meine Räumlichkeiten verlassen.

Danach spielen Sie das Ganze in Form eines Rollenspiels mit PartnerInnen oder FreundInnen durch, nehmen Sie die Argumente Ihres Gegenübers auf, um auf verschiedene Szenarien reagieren zu können. Tun Sie alles, was Ihnen hilft.

Schritt 3: Die Körperwahrnehmung stärken

Kehren Sie zu dem Weg zurück, der schon immer in Sie einprogrammiert war. Lernen Sie die Sprache Ihres Körpers zu verstehen. Lernen Sie, wieder auf Ihre Körperwahrnehmung zu hören. Seien Sie achtsamer vor, während und nach dem Essen.

Unser Körper ist, wie ich bereits mehrfach erwähnt habe, mit bestimmten Mechanismen ausgestattet, die unsere Nahrungsaufnahme steuern. Die wichtigsten dieser Signale sind Hunger, Sättigung, Verträglichkeit & Verdauung, Gusto und Geschmack.

HUNGER SPÜREN LERNEN

Beginnen Sie Ihren Hunger wieder wahrzunehmen. Und das geht weit über die zwei Kategorien „Ich habe Hunger“ und „Ich habe keinen Hunger“ hinaus. Vielmehr geht es darum, differenziert Hungersignale zu spüren. Fragen Sie sich: „Wie viel Hunger habe ich gerade? Woher weiß ich das?“ Beginnt das Hungerempfinden mit einem Grummeln und arbeitet sich zu einem Gefühl hoch, das wie ein knurrendes Monster klingt? Oder fühlen Sie eher ein riesiges Loch im Bauch? Werden Sie zunehmend grantiger oder unkonzentrierter? Erkunden Sie Ihre Hungersignale und wie sich diese anfühlen. Werden Sie zu Ihrem eigenen Hungerdetektiv. Das ist an sich schon eine große Herausforderung für die meisten, vor allem, wenn wir im Zuge der Diätkreisläufe oder einer Essstörung erlernt haben, diese nicht mehr zu spüren. Anfangs werden Sie vermutlich hauptsächlich die Extreme „Hunger“ und „kein Hunger“ wahrnehmen. Mit regelmäßiger Übung wird sich das jedoch bald ändern.

Wenn Sie so weit sind, dann nehmen Sie den nächsten Schritt in Angriff und beginnen Sie, auf die unterschiedlichen Hungersignale zu reagieren. Benötigen Sie gerade einen kleinen Snack? Auf was haben Sie Lust? Soll es etwas Knackiges wie ein Salat sein oder ist Ihnen nach etwas Energiereichem? Brauchen Sie etwas Warmes oder etwas Kaltes? Haben Sie großen Hunger und benötigen mehr Nahrung? Oder ist der Hunger eher gering und eine Kleinigkeit reicht aus?

SÄTTIGUNG SPÜREN LERNEN

Beginnen Sie Schritt für Schritt auch die Sättigung in ihren Abstufungen wahrzunehmen. Wie fühlt sich zunehmende Sättigung an? Wie wirkt sich diese auf den Geschmack aus? Und was macht Sie zwar voll, aber nicht wirklich satt? Damit lernen Sie, auf die Nahrungsmittel und auf die Mengen zurückzugreifen, die sich gut anfühlen und im Nachhinein zu einem guten Bauchgefühl statt zu Völlegefühl oder Blähbauch führen. Anfangs ist auch das schwer, aber keine Sorge, mit Übung wird es leichter. Achten Sie jedoch unbedingt darauf, dass Sie nicht in die „Ich darf nur essen, wenn ich Hunger habe“ oder „Ich muss aufhören, wenn ich satt bin“-Falle tappen. Entkoppeln Sie Ihre Wahrnehmung von Ihrem Verhalten. Denn sonst rutschen Sie in die Hunger-Sättigungs-Diät und Sie landen an demselben Punkt, von dem Sie eigentlich wegwollten. Wahrnehmen ist das eine, das Verhalten wie z. B. eine Mahlzeit zu beenden ist etwas anderes. Treffen Sie jedoch auch hier Ihre Entscheidung ganz bewusst und fragen Sie sich, warum Sie weiteressen möchten. So oder so, alles ist okay. Früher oder später wird sich Ihr Essverhalten einpendeln und Sie werden Ihre Mahlzeit immer öfters bei angenehmer Sättigung beenden. Vertrauen Sie darauf und führen Sie Ihre Übungen regelmäßig durch.

Beginnen Sie die Übungen und Ihre Detektivarbeit zunächst im kleinen Stil. Bei einzelnen Mahlzeiten. Und dann arbeiten Sie sich vorwärts. Wie können Sie Ihre neuen Erkenntnisse in den Alltag einbauen? Wann können Sie gut auf Ihre Hungersignale achten? Wie hindert Stress Sie daran, langsam und bewusst zu essen?

AUF DEN GESCHMACK ACHTEN

Statt Essensmengen aus dem Kopf heraus festzulegen, lernen Sie, sich auf Ihre Körperwahrnehmung zu verlassen.

Machen Sie das Experiment und achten Sie bei einer Speise wie z.B. einer Schokolade oder einer Pizza auf den Geschmack. Sie werden feststellen, dass die Intensität des Geschmacks abnimmt, je satter Sie werden. Dies ist auf die nachlassende Sensibilität der Geschmacksknospen zurückzuführen Diese gewöhnen sich an den Schokoladengeschmack, werden überreizt und feuern nicht mehr. Das Geschmackserlebnis sinkt. Dieser Effekt ist unter dem Begriff „sensorisch-spezifische-Sättigung" bekannt. Die Schokolade schmeckt dann plötzlich nicht mehr so intensiv wie bei den ersten Bissen (außer Sie haben großen Hunger!).[42] [43]

Vielleicht werden Sie sogar feststellen, dass Sie öfters als gedacht so etwas tun wie „dem Geschmack" nachlaufen. Sie jagen dem Geschmack hinterher, den Sie bei den ersten paar Bissen gespürt haben. Das Wissen darum, dass der intensive Geschmack nicht mehr zurückkommt, hilft Ihnen dabei, die Mahlzeit zu beenden. Auf diese Art und Weise gelingt es, mehr Genuss aus zwei Stücken Schokolade zu holen. Ist Ihnen erst einmal bewusst, dass der tolle Geschmack nachlässt oder weg ist, hat sich das Vernichten einer ganzen Tafel Schokolade recht schnell erledigt. Sie haben schlichtweg keine Lust auf Mehr.

Vielleicht werden Sie auch merken, dass Sie von einem Lebensmittel gesättigt sind, aber andere Speisen noch intensiv wahrnehmen. An einem Buffet werden Sie dieses Phänomen sicherlich schon einmal bemerkt haben. In konventionellen Beratungen wird sogar davon abgeraten, viele verschiedene Speisen, wie dies bei einem Buffet oder Brunch der Fall ist, vor sich zu haben. Studien zeigen, dass die aufgenommene Nahrungsmenge mit der Vielfalt steigt. Der klassische Ratschlag ist daher: Halten Sie sich vom Buffet fern. Dabei ist genau das der falsche Ansatz. Denn von Verschiedenem mehr zu essen, ist ein wünschenswerter Effekt. So sorgt der Körper dafür, dass Sie nährstoffreich und vielfältig essen. Die Folge ist: Sie fühlen sich satter, die Sättigung hält länger an und Sie fühlen sich emotional befriedigt. Das Problem ist allerdings, dass viele Personen sich am Buffet den Bauch vollschlagen, ohne auf die Körperwahrnehmung zu hören. Sie allerdings werden diesen Effekt für sich nutzen und mehr Genuss und Befriedigung für sich herausholen.

Der Körper braucht nicht von wenigen Dingen viel, sondern von vielen Dingen weniger.

Was meist vergessen wird, ist der psychologische Nährwert: Essen Sie, was Ihnen schmeckt und was Freude bereitet. Einmal sind es eher psychische Nährwerte in Form von emotionaler Befriedigung und Genuss, einmal sind es eher physische Nährwerte. Beide sollten in den von Ihnen ausgewählten Lebensmitteln enthalten sein. Essen sie zum Beispiel nichts, nur weil es gesund sein soll. Sie glauben gar nicht, wie viele Personen ich begleite, die an irgendeinem Punkt darauf kommen, dass sie gewisse Lebensmittel essen, die ihnen gar nicht schmecken.

VERTRÄGLICHKEIT WAHRNEHMEN

Jeder Mensch hat einen anderen Stoffwechsel. Das bedeutet, dass sich die Fett-, Kohlenhydrat- oder Eiweißstoffwechsel von Person zu Person unterscheiden. Daher gibt es Personen, die Weizenbrot gut vertragen oder von Reis gut satt werden, während andere mit einem Blähbauch kämpfen oder nach einem Teller Reis das Gefühl haben, dass keine Sättigung eintritt.

Demnach bedeutet gesund für jeden etwas anderes. Auch wenn zum Beispiel Spinat prinzipiell als „gesundes" Lebensmittel gehandelt wird, vertrage ich ihn persönlich überhaupt nicht. Für mich ist Spinat also gar nicht so gesund wie für andere. Und vom „gesündesten" Vollkornbrot dieser Welt vertrage ich nur eine bestimmte Menge, da mein Körper mit einem Blähbauch und einem unangenehmen Völlegefühl reagiert. Ich fühle mich danach nicht wohl, bin energielos und schlapp und auch meine Laune lässt zu wünschen übrig. Also bedeutet gesund für mich auch: eine bestimmte Menge von etwas im Sinne der Verträglichkeit. Früher dachte ich, mein Körper wäre *komisch*, aber mittlerweile weiß ich, dass mein Stoffwechsel einfach *mein* Stoffwechsel ist, und das ist okay. Aber das war ein Lernprozess, für den ich mich öffnen musste.

Die ganze Diskussion um „gesundes" Essen stempelt jedenfalls gleich ein ganzes Produkt als schlecht ab und wir streichen völlig unbegründet ganze Lebensmittel im Sinne des Schwarz-Weiß-Denkens von unserem Speiseplan.

Beginnen Sie daher auch zunehmend damit, nach dem Essen wahrzunehmen, wie es Ihnen geht. Fühlen Sie sich voll oder aufgebläht? Wie sich die Mahlzeit nach dem Essen anfühlt und ob Sie sich gut und aktiv oder eher matt und energielos fühlen, sind wichtige Indikatoren bei der Frage, was Ihnen persönlich guttut und welche Lebensmittel oder Speisen für Ihren Körper gesund sind. Variieren Sie die Mengen und die Lebensmittel und beobachten Sie, was geschieht. Je vielfältiger Sie essen, desto klarer werden Ihnen die Unterschiede werden.

Merksatz: Sie brauchen kein verkopftes Essverhalten, Sie spüren, was Sie wissen müssen. Sie müssen nur lernen, wieder hinzuhören und Ihrem Körper zu vertrauen.

Schritt 4: food equality & food freedom praktizieren

Wenn wir an „gesunde" Lebensmittel denken, dann werden meistens Kalorienangaben als Beurteilungsgrundlage herangezogen. Doch das ist ein großer Fehler.

Kalorienangaben allein drücken viel und doch nichts aus. Sehen wir uns folgendes Beispiel einmal an:

500 g Heidelbeeren und 500 ml Bier enthalten fast die gleiche Anzahl an Kalorien. Je nachdem, welches Bier man kauft, haben sogar die Heidelbeeren mehr Kalorien. Ich kann mir vorstellen, wie Sie nun das Smartphone zücken, um sich von der Richtigkeit meiner Aussage zu überzeugen. Und das ist gut so! Seien Sie kritisch!

Zurück zum Beispiel. Für Menschen mit Kalorienfokus ist die Rechnung leicht: 500 g Heidelbeeren oder 500 ml Bier ergeben unter dem Strich die gleiche Anzahl an Kalorien, also ist es egal, was konsumiert wird. Auf Kalorienebene stimmt das auch. Was dabei aber komplett vernachlässigt wird ist, welche Prozesse im Körper ablaufen. Diese Prozesse sind weit wichtiger als die Kalorien per se.

Lebensmittel liefern nicht nur Energie, sondern auch Nährstoffe. Heidelbeeren enthalten ganz andere Nährstoffe als Bier. Nährstoffe wie zum Beispiel Vitamine sind für grundlegende Prozesse im Körper verantwortlich, wie etwa Blutgerinnung, Sehprozesse oder die Speicherung von Kalzium im Knochen. Der Kaloriengedanke vernachlässigt dies. Ein echter Grund, um das Kaloriendenken abzulegen.

Auch die Art, wie diese Lebensmittel verstoffwechselt werden, macht einen Unterschied. Im Falle von Obst muss der Körper z. B. mehr Arbeit aufwenden, um an die enthaltende Energie zu kommen. Dadurch gelangt die Energie tröpfchenweise in den Blutkreislauf. Der Blutzucker steigt langsam an. Bei flüssiger Nahrung hingegen muss der Körper nicht viel arbeiten, die Energie kommt schnell im Blutkreislauf an. In einer Marathon-Situation oder bei sehr niedrigem Blutzucker ist es von Vorteil, wenn die Energie schnell verfügbar ist. Im Arbeitsalltag macht es mehr Sinn, wenn die Energie nach und nach im Körper ankommt, damit die Konzentration konstant aufrechterhalten werden kann. Sie sehen: Was „gut" und „schlecht" ist, ist relativ.

Auch die Kombination von Lebensmitteln übt einen großen Effekt auf die Energieaufnahme und den Blutzucker aus. Oftmals wird von der „bösen Semmel" gesprochen, die den Blutzuckerspiegel nach oben treibt und gleichzeitig auf das gesündere Vollkornbrot verwiesen. Kombinieren Sie die Semmel mit anderen Lebensmitteln wie Gemüse, einem Linsenaufstrich, Falafel oder Hummus, sieht es wieder ganz anders aus. Der Energiestoffwechsel verändert sich und die Geschwindigkeit des Blutzucker-Anstiegs gleicht keiner Achterbahn mehr, sondern eher der Gemächlichkeit des Wiener Riesenrads.

Ein anderes spannendes Detail ist die Dauer, wie lange uns eine Speise satt macht: Eine Pizza mit 800 bis 1000 Kalorien klingt fürs Erste im Vergleich mit einem Putenstreifensalat mit 400 Kalorien wie ein schlechter Scherz. Ergänzen wir eine neue Dimension: Eine Pizza hält eventuell ganze sechs Stunden satt. Ein Putenstreifensalat allerdings nur für zwei bis drei Stunden. Wenn also aufgrund des Hungers nach drei Stunden eine weitere Mahlzeit gegessen wird, kommt die Kalorienmenge innerhalb der sechs Stunden unter dem Strich womöglich auf das Gleiche heraus.

Nahrung ist mehr als nur Kalorien. Nahrung ist Information, die unseren Körper von Sekunde zu Sekunde beeinflusst. Auf was ich mit den eben genannten Beispielen hinausmöchte, ist, dass ich dazu ermutige, den eigenen Blickwinkel ein bisschen zu erweitern, wenn wir den Essdrang loswerden wollen. Wir müssen Ernährung wieder ganzheitlich sehen.

Fragen Sie sich: „Wie kann ich meinen Körper gut versorgen?" Die Antwort lautet: Er braucht Kohlenhydrate (Getreide, Hülsenfrüchte, Kartoffeln etc.) für Energie, Fette (Nüsse, Samen, Öle) für den Zellaufbau oder das Immunsystem, Eiweiße (Hülsenfrüchte, Fisch, Fleisch, ...), um Zellen oder Hormone zu bauen und Vitalstoffe (Salat, Gemüse, Obst etc.) u.a. für das Immunsystem. Haben Sie eine Speise vor sich, fragen Sie sich: „Was kann ich ergänzen?" Ergänzen und aufwerten ist wertvoller für Körper und Psyche als Wegstreichen und Verbote.

Hier sind wir bei einem wichtigen Punkt angekommen: FOOD FREEDOM und FOOD EQUALITY.

Wie Sie sehen, gibt es keine prinzipiell gesunden und ungesunden Lebensmittel. Sämtliche Lebensmittel können als gleichwertig gesehen werden *(food equality)*. Der Unterschied zwischen ihnen besteht darin, wie sie jeweils vertragen werden, wie viel Arbeit der Körper mit ihrer Verarbeitung hat und welche Nährstoffe in ihnen enthalten sind. Wenn alle Lebensmittel gleichwertig sind, dann können wir alle herkömmlichen Ernährungsregeln loslassen und erleben Freiheit in unserer Auswahl der Lebensmittel *(food freedom)*.

Ich kann mir vorstellen, dass sich diese Aussage befreiend, aber auch verwirrend anfühlend kann. Wie soll es so etwas wie *food freedom* und *food equality* geben, wenn es doch auch Ernährungswissenschaften, Ernährungsberatung und so viele Kampagnen zur gesunden Ernährung gibt?

Nun, ich verstehe diese Frage. Die Ernährungsforschung hat ganz klare Vorteile für uns. Wir lernen immer besser verstehen, was bestimmte Lebensmittel mit uns machen. Aber all dieses Wissen hat auch eine Kehrseite. Zuviel Ernährungsinformation führt dazu, dass wir zu verkopft denken. Und je mehr wir uns mit Details beschäftigen, aber nicht mehr das große Ganze sehen, fangen wir plötzlich an, uns mit einzelnen Fetten zu beschäftigen, denken daran, dass Fette Kalorien haben – und schwupps, verlieren wir den Zusammenhang mit dem Körper, bestimmten Lebens-, Tages- oder Körperphasen. Zwei Beispiele dazu:

Wenn wir verstehen, dass der Körper eines Kindes bestimmten Wachstumsphasen unterliegt, in denen sich der Körper formt und wächst, dann wäre es doch logisch zu denken, dass ein Kinderkörper in einigen Phasen mehr Energie braucht als z.B. der Körper eines älteren Menschen. Mit dem Wissen müsste uns klar sein, dass wir nicht davon ausgehen können, dass das Kind jeden Tag gleich viel Energie braucht. Es wird logischerweise Phasen geben, in denen das Kind mehr isst oder eher zu Süßigkeiten greift als zu Gemüse.

Das Gleiche gilt für den weiblichen Körper. Der wird häufig nach am männlichen Körper ausgerichteten Maßstäben betrachtet. Leistung und Nahrungsaufnahme sind dabei wie eine Linie, die sich über Tage, Wochen und Monate hinweg ähnlich verhält, ohne große Schwankungen. Aber Frauen haben körperlich ganz andere Aufgaben zu bewältigen. Wir Frauen unterliegen zyklusbedingten Hormonschwankungen. Der weibliche Körper arbeitet in einem anderen Rhythmus als der männliche Körper. So gibt es zum Beispiel Zyklusphasen, die mit größerem Hungergefühl einhergehen. Wir essen dann einfach mehr als die „männlichen" Ernährungsempfehlungen uns raten würden. Der Zyklus der Frau entspricht keiner geraden Linie, sondern einem Kurvendiagram. Warum sollte dann nicht auch unsere Ernährung, die dazu dient, den Körper mit dem, was er benötigt, zu versorgen, schwanken dürfen?

Zoomen Sie aus dem Labyrinth der detailverliebten Empfehlungen und des Kaloriendenkens heraus und lernen Sie, wieder das gesamte Bild zu sehen. Beschäftigen Sie sich nicht nur damit, ob das, was Sie essen, zu viel, gesund oder „sinnvoll" ist.

Natürlich gibt es Anhaltspunkte, wie eine ausgewogene Ernährung aussehen kann. Wenn wir darüber sprechen, was gegessen werden soll, dann bedeutet das zum Beispiel, dass es sinnvoll ist, eine vielfältige, nährstoffreiche und vollwertige Mischkost zu verfolgen. Das heißt aber nicht, dass gleich ein schlechtes Gewissen folgen muss, wenn einmal einseitig gegessen wird.

Wenn Sie phasenweise besonders abwechslungsreich essen, weil Sie zum Beispiel ein neues Biokisterl bestellt haben, gleicht sich das mit den Phasen aus, in denen Sie eher phantasielos und einseitig essen. Beides ist okay und nicht überzubewerten, weil es langfristig auf ein Gleichgewicht hinausläuft. Sie ernähren sich nicht mehr nach den Maßstäben „gesund" und „ungesund". Sie ernähren sich ab heute abwechslungsreich und vielfältig.

Sicherlich begegnet Ihnen dennoch immer wieder ein Gedanke wie „Ja, aber es ist doch nicht *gesund*, Pizza oder Schokolade zu essen". Wenn Sie so ein Argument bemerken, dann machen Sie sich bewusst, dass das die Diätmentalität ist, die hier spricht. Gedanken wie diese sind völlig normal. Seien Sie geduldig mit sich.

Einen Impuls möchte ich Ihnen an dieser Stelle noch mitgeben: Extrem verbreitet sind Glaubenssätze wie „Süßes/Pizza/Burger sollte man nur ab und zu genießen!" Solche Aussagen hören wir von der Diätpolizei ebenso wie von ExpertInnen. Formulierungen wie „selten", „manchmal", „ab und zu" stehen für Restriktion des Essverhaltens und dienen einem einzigen Zweck: abnehmen oder Gewicht halten. Weil unsere Gesellschaft eine regelrechte Fettphobie hat, sitzt uns die Angst im Nacken, dass eine Aufhebung von Verboten zur Gewichtszunahme und in Folge zu Krankheit führt. Das ist so natürlich nicht haltbar, aber die Angst ist dennoch real. Diese Restriktionen sind Teil der Diätindustrie. Denken Sie daran: Kein Lebensmittel ist im Übermaß „gesund". Betont wird dies allerdings nicht, weil Brokkoli und Co. energiearm sind und nicht zu Mehrgewicht führen, vor dem so viele Angst haben.

EXPERIMENTIEREN SIE!

Können Sie sich erinnern, was ich zu Beginn des Kapitels erzählt habe? Jeder muss herausfinden, was für den eigenen Stoffwechsel gesund ist. Nun geht es ans Ausprobieren! Testen und erleben Sie Ihren Körper, was das Zeug hält.

Hier habe ich ein kleines Experiment für Sie: Probieren Sie zum Frühstück einmal eine weiße Buttersemmel oder ein Milchbrot mit Marmelade und an einem anderen Tag ein Vollkornbrot mit Cottage Cheese oder Avocado plus Buttersemmel mit Marmelade und beobachten Sie den Tag über, was passiert.

An einem anderen Tag essen Sie einen Salat mit Paprika, Gurke und würzig gebratenem Tofu und an einem anderen Tag Salat mit Paprika, Gurke, Kidneybohnen, gekochtem Dinkel und würzig gebratenem Tofu. Notieren Sie sich auch hier wieder, wie Sie sich nach dem Essen fühlen und wie lange Sie satt sind.

Tauschen Sie einzelne Komponenten aus und achten Sie darauf, wie es Ihnen geht. Essen Sie mal eine Scheibe Brot und einmal drei und achten Sie darauf, ob das Bauchgefühl gleich ist. Vielleicht vertragen Sie zwei Scheiben prima, aber drei Scheiben nicht. So können Sie Ihre Verträglichkeiten (abseits von Intoleranzen) austesten, anstatt ganze Lebensmittelrubriken zu streichen. Verfolgen Sie dabei immer den Ansatz: Ergänzen statt wegstreichen: Statt die Marmeladesemmel vom Speiseplan zu streichen, überlegen Sie sich, wie Sie aus ihr eine nährstoffreiche Mahlzeit machen können. Sie könnten Eier, Gemüse, Hummus und vieles mehr ergänzen. Das ist für unsere Psyche und unser Wohlbefinden angenehmer, fühlt sich befreiter an und wir kippen damit nicht in die Zügelungsschiene. Es gibt kein schwarz-weiß. Ziel ist, nicht einen Zielzustand zu erreichen, sondern herauszufinden, was sich gut anfühlt und was nicht. So werden Sie zu Ihrem eigenen Gourmet.

Raum für Notizen

Schritt 5: Bewegung rehabilitieren

Die Diätmentalität vermiest vielen nicht nur die Freude am Essen, sondern auch die Freude am Sport. Bei vielen Frauen beobachte ich, dass Sport nur einem einzigen Zweck dient: Kalorien verbrennen. Dieses Ziel schiebt den Sport in eine negative Richtung. Man rafft sich auf, zieht die Sportschuhe an und strudelt sich mühevoll ab, um die Kalorien der Geburtstagstorte zu verbrennen.[44] Nach dem Schwitzmarathon auf die Pulsuhr gesehen, stellt man fest, dass der ganze Aufwand schlussendlich noch immer zu wenig war: Nicht mal die Hälfte der Kalorien der Torte wurden laut Uhr verbrannt. Schlechtes Gefühl breitet sich aus. Alles umsonst. Hätte man sich bloß vorher zurückgehalten!

Auch an Tagen, an denen man es nicht zum Sport schafft, bleibt immer ein bitterer Nachgeschmack von „Du hast heute wieder nicht genug Kalorien verbrannt" in der Luft hängen. Damit färbt sich Sport negativ. Das ist überaus schade, denn genau deshalb gibt es die Diskussionen mit dem inneren Schweinehund ja erst überhaupt.

Möchte man sich den negativen Beigeschmack und die Diskussionen ersparen, braucht nur eine einzige Sache berücksichtigt werden: Man wähle den Sport wegen des Sportes an sich, der Freude daran oder der Bewegung aus, anstatt „Wie viele Kcal verbrennt man bei welcher Sportart"-Tabellen zu durchforsten.

Haben Sie sich schon jemals zu etwas zwingen müssen, was Sie gerne tun? Vielleicht haben Sie mal einen schlechten Tag, da kann so etwas durchaus vorkommen, aber in der Regel werden die meisten unter uns meine Frage wohl eher verneinen. Im besten Fall begegnet man einem „Ach, heute habe ich so richtig Lust auf ein Mady-Morrison-Workout", und im schlimmsten Fall einem „Heute habe ich keine Lust auf Bewegung"-Gedanken.

Der berühmte Schweinehund beim Sport, gegen den wir glauben immer ankämpfen zu müssen und den es meiner Ansicht nach nicht gibt, entsteht aus zwei logischen Gründen: Der Sport, der auserkoren wurde, macht keinen Spaß. Wir wollen etwas tun, was keinen Spaß macht, und wundern uns, warum es nicht gelingt. Oder aber wir verbinden das falsche Ziel mit dem Sport, nämlich das Abnehmen, was dazu führt, dass Bewegung zu einem Zwang wird.

Lernen Sie, Bewegung als das zu betrachten, was sie ist: ein Tool, um den Körper in Schwung zu bringen, Anspannungen zu vertreiben, Glückshormone auszuschütten und, das Wichtigste: Freude zu empfinden. Suchen Sie sich eine Sportart, die Ihnen Freude bereitet. Lernen Sie, dass Bewegung, egal ob für 10 oder 60 Minuten, immer Sinn macht. Genießen Sie die Bewegung und entkoppeln Sie diese von dem Gedanken, dass sie ein Kalorien-Ziel haben muss. Legen Sie den Fitnesstracker zu Seite und machen Sie etwas, was Sie gerne mögen, solange Sie eben Lust darauf haben.

In diesem Kapitel haben Sie erfahren, warum verkopftes Essverhalten gefährlich sein kann und wie Sie zu einem leichten und befreiten Essverhalten zurückkehren können. Wenden Sie das Wissen, das Sie sich gerade angeeignet haben, sofort an, anstatt es nur zu lesen. Machen Sie sich einen Plan für die nächsten Wochen. Wann starten Sie mit Ihrer Hungerwahrnehmung? Wie oft und wann macht es Sinn, dies zu üben? Beim Frühstück? Beim Mittagessen in der Arbeit? Welche Bewegung wollen Sie in den Alltag holen? Wann und wie gelingt dies am besten? Machen Sie einen Plan und beginnen Sie die erwähnten Hilfestellungen Schritt für Schritt umzusetzen. Hüten Sie sich davor, alles auf einmal anzugehen. Sonst laufen Sie Gefahr, von einer Lawine aus Überforderung überrollt zu werden. Beginnen Sie mit einer Übung zur Körperwahrnehmung und mit Bewegung und gehen Sie Schritt für Schritt vor. So wenden Sie die zwei häufigsten Gefahren ab: Überforderung und gar nicht erst zu starten.

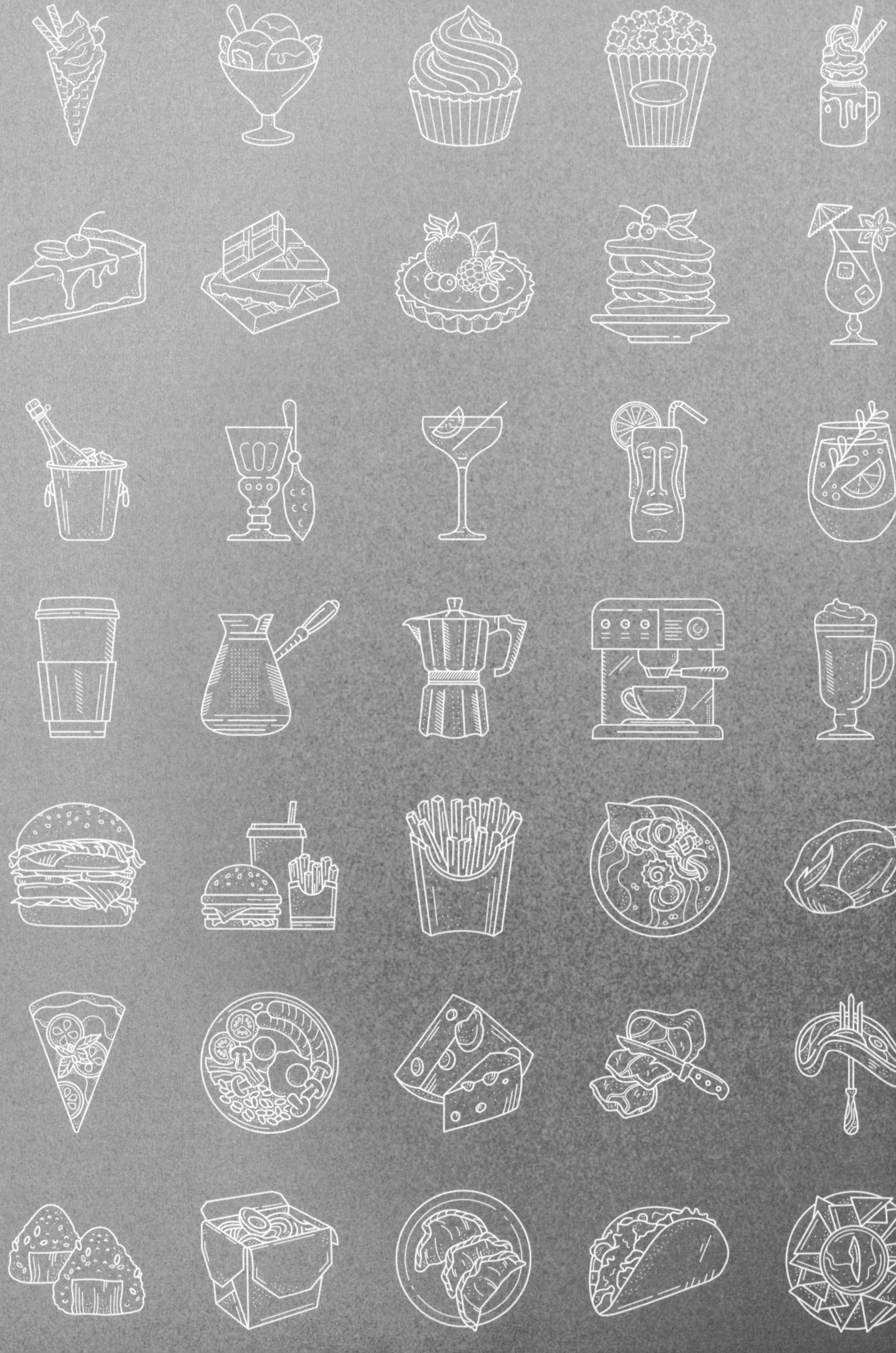

TEIL III:

Binge first

Gedanken tanken

Während beim Typ *Diet first* Diäten und gezügeltes Essverhalten als Auslöser für Essdrang gesehen werden können, gibt es beim Typ *Binge first* diesen einen offensichtlichen Auslöser nur selten. Emotionen und ihre Bewegungsprogramme helfen jedoch dabei herauszufinden, woher der Essdrang kommt.

In einer spannenden Studie wurde der Zusammenhang zwischen Emotionen und Essverhalten untersucht. Dazu wurden vier Filmsequenzen ausgesucht, um die StudienteilnehmerInnen in unterschiedliche emotionale Zustände zu versetzen.[45]

Es gab eine Szene aus „Das Schweigen der Lämmer", um Angst zu erzeugen. Zu sehen war eine Frau, die auf der Flucht war, während sie in der Dunkelheit von einem Mörder verfolgt wurde. Eine Szene aus dem Film „Schrei nach Freiheit", in der ein *weißer* Polizeibeamte einem schwarzen jungen Mann Gewalt zufügte, sollte Wut erzeugen. Die Filmszene von „Harry und Sally", in der sich die beiden in einem Restaurant über vorgetäuschte Orgasmen unterhalten, sollte die StudienteilnehmerInnen zum Lachen bringen, und ein Junge aus dem Film „Der Sieger", der um seinen verstorbenen Vater trauert, sollte Trauer erzeugen. Zusätzlich gab es neutrale Filmszenen aus dem Film „Sieben Jahre in Tibet".

Um nun die Auswirkungen der Filme auf die Emotionen und in Folge auf das Essverhalten zu testen, füllten die StudienteilnehmerInnen diverse Fragebögen zu ihrer Stimmung aus, bevor sie den ersten Videoclip zu sehen bekamen. Auf Tischen vor den VersuchsteilnehmerInnen befand sich Schokolade, die sich die Personen zuvor im Zuge eines Geschmackstests selbst ausgesucht hatten. Es wurde dokumentiert, wie viel Schokolade nach den einzelnen Filmsequenzen gegessen wurde. Zusätzlich musste ein Fragebogen zu Emotion, Stimmung und ein Fragebogen zum Geschmack der Schokolade ausgefüllt werden, um zu sehen, ob und welchen Einfluss Emotionen auf den Schokoladenkonsum ausüben würden. Dieser Ablauf wurde für jede Filmsequenz wiederholt. Zwischen den einzelnen Blöcken gab es Wasser, um den Mund zu spülen und die neutrale Filmszene wurde gezeigt.

Um den Einfluss des Hungerempfindens auf den Schokoladenkonsum zu kontrollieren, gab es zwei verschiedene Bedingungen: Einmal mit acht Stunden Nahrungsentzug und einmal mit zwei Stunden Nahrungsentzug vor dem Experiment. Zuletzt wurde das Geschmackserlebnis beim Kauen und die Häufigkeit des Kauens erhoben. Mittels Videokamera wurde der Mund der ProbandInnen aufgezeichnet, um die einzelnen Kauvorgänge und das Hinunterschlucken dokumentieren zu können. Von der akribischen Vorbereitung, Dokumentation und Auswertung lässt sich auf ein wissenschaftlich gut durchgeführtes Experiment schließen. Das ist wichtig, um die Qualität und Aussagekraft der Ergebnisse abschätzen zu können.[46]

Im Zuge der Auswertung zeigte sich, dass tatsächlich jede Filmsequenz die gewollte emotionale Reaktion ausgelöst hatte und dass die Emotionen einen Einfluss auf das Essverhalten hatten. So stiegen der Gusto, der Wunsch etwas zu essen und sogar die Hungerwahrnehmung nach der „Harry und Sally"-Szene an. Die Emotion Freude, also das Bewegungsprogramm hin zu etwas, erhöhte also nicht nur die Bereitschaft zu essen, sondern führte auch dazu, dass vermehrt Hungergefühle wahrgenommen wurden. Auch die Motivation zur Nahrungsaufnahme war unter der Emotion Freude größer.

Im Gegensatz dazu reduzierten die Emotionen Traurigkeit oder Ärger die Bereitschaft zum und die Freude am Essen.[47]

Unter dem Einfluss von Emotionen wie Traurigkeit oder Ärger essen Menschen also nichts. Sind Emotionen wie Freude vorhanden, essen Menschen. Diese Übereinstimmung zwischen Emotionen (und ihren Bewegungsprogrammen) und dem Essverhalten wird als kongruent beschrieben. Menschen zeigen ein emotionskongruentes Essverhalten.

Was steckt also dahinter, dass manche Menschen trotz oder vielleicht sogar gerade wegen Emotionen wie Ärger oder Traurigkeit essen? Um diese Frage zu beantworten, werfen wir im nächsten Abschnitt einen Blick auf den Begriff Stress und sehen uns die Mechanismen an, die während einer Stressreaktion im Körper in Gang gebracht werden.

Alles, was uns Energie nimmt, löst in unserem Körper eine Stressreaktion aus.

Stress, der Motor des Essdrangs

Hans Selye, ein in Österreich geborener Mediziner, analysierte das Verhalten von Menschen und Tieren unter bestimmten Einflüssen. Er setzte vor allem Tiere unterschiedlichsten Bedingungen wie Hitze, Kälte, Lärm, Bedrohung oder Nahrungsentzug aus und dokumentierte akribisch deren Reaktion. Er fand heraus, dass Mensch und Tier immer die gleichen Reaktionen zeigen, unabhängig davon, ob sie Lärm oder Nahrungsentzug ausgesetzt waren. Selye bezeichnete die Reaktion als allgemeines Anpassungssyndrom (AAS). Jeder von uns erlebt dieses AAS mehrmals täglich. Allerdings bezeichnen wir es in der Umgangssprache als „Stress".

Das bedeutet, dass unser Körper, egal ob wir mit unserem Partner streiten, unser Kind unter gesundheitlichen Problemen leidet, eine Person leidet, weil sie den Anblick ihres Körpers im Spiegel nicht ertragen kann, wir uns auf Diät setzen oder man sich mit einer Autopanne auf einer einsamen Landstraße wiederfindet, auf die gleiche Art reagiert. Alles, was uns Energie nimmt, egal ob dies das Schreien eines Neugeborenen oder die neue Diät ist, löst in unserem Körper eine Stressreaktion aus.

Im Gegensatz zu gängigen Meinungen ist die Stressreaktion keineswegs nur als negativ zu sehen. Bei der Stressreaktion handelt es sich um einen biologischen Vorgang, der von der Evolution als Programm zur Sicherstellung des (menschlichen) Überlebens eingerichtet wurde. Die Stressantwort des Körpers umfasst dabei eine Vielzahl unterschiedlichster Reaktionen. Die „Schaltzentrale", die alle Prozesse entsprechend steuert und in Gang bringt, ist das Gehirn. Sämtliche Informationen aus unseren Sinnesorganen gelangen uber verschiedenste Wege und Prozesse in das Gehirn, wo alles, was dort eintrifft, zusammengefasst, kategorisiert und beurteilt wird.

Nach der Beurteilung ist es die Aufgabe des Gehirns, eine Antwort oder Reaktion auf die soeben erhaltene Information zu geben. Diese Antwort wird über elektrische Nervenimpulse und chemische Botenstoffe (Neurotransmitter) weitergeleitet, und zwar so lange, bis sie an ihrem Zielort angekommen sind. Dort lösen Neurotransmitter entsprechende Reaktionen (z. B. Hungergefühle als Reaktion auf das Sehen eines Burgers) aus.[48]

Die Informationsaufnahme, Verarbeitung und das Geben bzw. Stimulieren von Antworten finden innerhalb weniger Sekunden und zum Teil unbewusst statt. Das heißt, diese Prozesse geschehen häufig völlig automatisch. Dies ermöglicht ein ständiges Reagieren auf unsere Umwelt. Der Mensch ist somit körperlich und psychisch stets vorbereitet. Wir entscheiden also nicht, Stress *zu haben*, wir haben *automatisch* Stress.

Evolutionstheoretisch dient die Stressreaktion (AAS) dazu, den Menschen auf zwei überlebenswichtige Reaktionen vorzubereiten: Kampf oder Flucht. Beide Antworten auf Stressoren erfordern eine gezielte Mobilisierung und Ausrichtung von Energie und Aufmerksamkeit. Demnach werden alle Prozesse, die notwendig sind, um Energie zu beschaffen, angeregt. Diese Prozesse umfassen das Muskelsystem, das komplette Herz-Kreislauf-System, den Stoffwechsel sowie Aufmerksamkeits- und Denkprozesse. Die Atemfrequenz erhöht sich, während sich die Atemtiefe verringert. Die Herzfrequenz sowie die Muskelaktivität steigen und die Körpertemperatur sinkt.

Vielleicht fällt dem ein oder anderen unser Beispiel des Hochhauses aus dem Kapitel „Negative Energiebilanz“ ein (s. S. 48). Die gleichen Prozesse laufen hier ab. Der Körper beginnt, Energie zu sparen. Prozesse, die nicht benötigt werden, laufen statt auf 100 % nur mehr auf 80 %. Je länger die Stressphase dauert, desto stärkere Einsparungen und Maßnahmen werden ergriffen. Die erste Stressachse umfasst die Ausschüttung des Stresshormons Adrenalin und ist für das kurzfristige Stressmanagement zuständig. Das Ziel lautet: Schnell und effizient reagieren. Muss langfristiges Stressmanagement betrieben werden, wird die zweite Stressachse mit der Ausschüttung von Kortisol aktiviert. Mit letzterem verfolgt unser Wunderwerk Körper zwei Ziele: Energie sparen und Energie heranschaffen.

ENERGIESPARMODUS

Im Energiesparmodus wird Energie reduziert, und zwar stets nach dem Prinzip „so viel wie notwendig, so wenig wie möglich". Wie in unserem Hochausbeispiel wird unter anderem bei der Verdauung gespart oder bei Konzentration und Aufmerksamkeit. Zusätzlich sorgen unser Gehirn und unser Körper dafür, dass die vorhandene Energie möglichst gut genutzt wird. Insulin spielt eine Schlüsselrolle in unserem Energiestoffwechsel, und das ist sogar wortwörtlich gemeint.

Es ist dafür zuständig, die aufgenommene Nahrungsenergie aus Vollkornbrötchen, einem Apfel oder Schokolade in die Zelle zu bringen. Ohne Insulin keine Energie für die Zelle. Die Zelle würde also ohne unser Insulin verhungern.

Insulin wird in unserer Bauchspeicheldrüse produziert. Die Bauchspeicheldrüse überwacht den Blutzuckerspiegel im Blut und kontrolliert somit, wie viel Nahrungsenergie in Form von Zucker im Blut unterwegs ist. Wird viel Zucker im Blut registriert, aktiviert sie das Hormon Insulin. Über das Blut düst Insulin zu unseren Zellen und sperrt diese auf, um den Zucker in die Zelle zu lassen. Die Zelle ist glücklich, sie hat nun Energie bekommen.

Während einer langanhaltenden Stressreaktion sorgt das Cortisol dafür, dass die Zellen nicht auf das Insulin reagieren. Stellen Sie sich vor, Sie stehen mit Ihrem Schlüssel vor der Haustür, stecken ihn in das Schloss, aber die Tür geht einfach nicht auf. Egal wie sehr Sie daran rütteln und herumzerren, die Tür bleibt verschlossen. Als wäre etwas mit dem Schlüssel nicht in Ordnung. Die Zuckermenge im Blut erhöht sich. Damit stellt das Stresssystem sicher, dass möglichst viel Energie für die Stressreaktion zur Verfügung steht. Zusätzlich setzt unser Stresshormon Cortisol weitere Energie frei. Damit erhöht sich wiederum die Zuckermenge im Blut. Das geschieht in erster Linie über den Abbau von Eiweiß und dessen Umwandlung in Zucker. Die Fettdepots sollen möglichst unangetastet bleiben, diese sind viel zu wertvoll, um als Energiequelle angezapft zu werden. Sie dienen als Speicher für Notzeiten.[49]

Das Gehirn registriert zwar den hohen Zuckerspiegel im Blut, schlussfolgert aber, dass dies eine Fehlermeldung sein müsse, schließlich wurde der Befehl „Insulin ausschütten" bereits gegeben. Das Gehirn hört auf, zu reagieren, es verliert seine Sensitivität. Haben Sie schon einmal Kinder im Urlaub beobachtet, die aus Spaß „Hilfe, hilfe!" gerufen haben? Irgendwann reagiert kaum noch jemand auf die Rufe. So ähnlich verhält sich auch das Gehirn.

ENERGIE BESCHAFFEN

Damit aber nicht genug. Unser Gehirn ist eine Hochleistungsmaschine. Es verbraucht einen massiven Teil der aufgenommenen Energie. Je nach Quelle sind es zwischen 20 und 30 Prozent der ganzen Nahrungsenergie. Gleichzeitig ist unser Gehirn wählerisch. Es deckt seinen Energiebedarf nämlich ausnahmslos durch Glucose, einem Einfachzucker.[50] Wenn das Gehirn die Energie bekommt, die ihm zusteht, dann ist es beruhigt. Fehlt ihm etwas, löst es etwas aus, was Joachim Peters in seinen Arbeiten mit dem Begriff „Brain Pull"[51] geprägt hat. Das Gehirn löst eine Energieanfrage aus. Die Energiereserven werden im Körper aus dem Energiespeicher der Leber mobilisiert und in das Gehirn transportiert.

Unter Stresseinfluss sieht das jedoch anders aus. Die Reserven aus der Leber reichen nicht aus. Die Reserven in den Fettdepots werden nicht angegriffen. Deshalb wird zusätzlich ein „Body Pull", also der Befehl, Nahrungsenergie von außen heranzuschaffen, ausgelöst. Der sprichwörtliche „Gang zum Kühlschrank" steht an.

Sowohl der Hunger als auch der Gusto nach energiereichen Speisen steigt an. Abendliche Snackattacken oder auch Snacken untertags sind dann eher die Regel als die Ausnahme. **Sobald der „Body Pull" seine Arbeit getan hat, ist das Gehirn zufrieden.**[52]

Damit kann sich im Körper ein Übermaß an Energie ergeben. Die Zucker-Alarmglocken schrillen und das Gehirn muss reagieren. Es gibt den Befehl „Insulin ausschütten", damit der Körper endlich reagiert. Stehen Sie mit einem Dutzend gleicher Schlüssel vor der Haustür, können Sie davon ausgehen, dass zumindest ein paar davon funktionieren werden. Nachdem nun mehr Energie vorhanden ist als die Zellen aufnehmen können, wird die Energie zurück zur Leber transportiert. Diese weiß nun, dass zu viel Energie vorhanden ist und schickt sie z. B. in den Bauch- und Hüftbereich, um Fettdepots anzulegen. Die Folge ist eine Zunahme des Fettgewebes und damit meist auch eine Gewichtszunahme. Außerdem werden wir mit einer Dosis Glückshormone für unser gehaltvolles Mahl belohnt.

Dauert dieser Kreislauf nur kurze Zeit an, sind diese Mechanismen nur milde beziehungsweise kaum oder gar nicht zu spüren. Je länger so eine Stressphase andauert, desto markanter zeigen sich jedoch die Auswirkungen. Es ist der Preis für die nicht ausbalancierte Situation: wenig Energie in Form von Nahrung, physischen oder mentalen Ressourcen hinein und viel Energie durch Belastungen hinaus. Eine Milchmädchenrechnung, die jedoch viel zu häufig nicht ernst genommen wird. Diabetes Typ 2 ist eine der Erkrankungen, die durch diesen ständigen Kreislauf gefördert werden kann. Der Fokus liegt in der Behandlung jedoch allzu oft auf der Ernährung. Stresskreisläufe und wie sie funktionieren, das wird mit einer Randbemerkung wie „Reduzieren Sie Stress“ abgetan. Dabei spielt Stress, wie wir gerade gesehen haben, eine Schlüsselrolle.

Zu den eben beschriebenen Mechanismen gibt es sehr spannende Experimente. Zum Beispiel Rattenversuche, bei denen Rattenkäfige mit zwei Futterstationen ausgestattet wurden. In der einen Futterstation befand sich das herkömmliche Futter, während in der anderen Station eine hochkalorische Zuckerlösung zu finden war. In einem anderen Experiment gab es statt der Zuckerlösung Schmalz und Zucker. Nachdem die Rattenkäfige sorgfältig mit den neuen Futterstationen ausgestattet wurden, wurden die Ratten unter Stress gesetzt, indem laute Musik gespielt wurde und das über fünf Tage hinweg, jeweils drei Stunden pro Tag.[53] Die Ergebnisse waren erstaunlich. Die Ratten nahmen unter diesen künstlich erzeugten Stressbedingungen mehr Zucker und Schmalz zu sich. Weitere Experimente haben gezeigt, dass wir Menschen kaum anders reagieren als die kleinen Nager.[54] Mit einem einzigen Unterschied: Während die Stressbedingungen in Versuchsanordnungen nur wenige Tage oder Stunden andauern, befindet sich der Stresspegel vieler Menschen über Monate und Jahre hinweg auf so einem hohen Niveau, dass die Ergebnisse wahrscheinlich noch extremer ausfallen würden.

Essen ist ein einfaches Mittel der Wahl, um unangenehme Emotionen zu bewältigen.

Essen hilft

Studien zeigen, dass Menschen unter Stresseinfluss mehr Energie zu sich nehmen. Manche essen in Summe mehr Nahrung, manche essen schlichtweg energiereicher. Unter einer Bedingung führen Stress und negative Emotionen allerdings zu einem deutlichen mehr an Nahrungsaufnahme: wenn Essen eine Funktion hat. Dies ist vor allem bei Binge first-Typen der Fall.[55 56] Essen ist somit ein Bewältigungsmechanismus. Natürliche EsserInnen ernähren sich emotionskongruent: Sie essen unter Anspannung nicht wesentlich mehr. Sie nehmen sich eventuell mehr Auszeiten, machen Sport oder lassen es erst gar nicht so weit kommen.

Das Mehressen unter Stress wird als emotionsregulierendes Essverhalten *(Mood Control Eating)* bezeichnet. Die Nahrungsaufnahme ist eine Reaktion auf die Emotion und hilft dabei, das Ausmaß der Intensität zu regulieren. Intensiver Ärger oder stark empfundene Trauer können damit zu mittlerem Ärger oder Trauer herunterreguliert werden. Auf diesem Weg wird die innerliche Anspannung (sprich: Stress) reduziert. Verantwortlich dafür sind physiologische Mechanismen, die uns belohnen, wenn wir essen, wie etwa unser Dopaminsystem. Meist werden nämlich eher die Lebensmittel gegessen, die die jeweilige Person als „toll" oder „grandios" einstuft. So hat jede Person ihre eigenen *comfort foods*, die in einem angespannten Zustand Wohlbefinden herbeiführen. Und nachdem wir diese Lebensmittel ja sowieso großartig finden, wird Dopamin ausgeschüttet – ein Glückshormon, das u.a. dazu da ist, damit wir uns besser fühlen und entspannen. Essen ist dann ein willkommenes, naheliegendes sowie einfaches Mittel der Wahl, um unangenehme Emotionen zu bewältigen.

Oftmals ist vielleicht gar keine Emotion offensichtlich erkennbar oder es fehlt der Zusammenhang. Der Drang zu essen entsteht vielleicht erst mehrere Stunden später, gefühlt aus „heiterem Himmel". Die Betonung liegt auf *offensichtlich erkennbar* oder *gefühlt aus heiterem Himmel.*

Es gibt Personen, die annähernd zu jedem Zeitpunkt wissen, wie es ihnen gerade geht, wie sie sich fühlen, welche Emotionsqualität in welcher

Intensität aktuell präsent ist. Sie wissen, was sie brauchen, um ihre Bedürfnisse zu stillen.

Der nächste Satz wird wahrscheinlich weniger überraschen: Emotionsregulierende EsserInnen gehören in der Regel nicht zu dieser Gruppe von Menschen. Im Gegenteil: *Mood Control Eaters* haben in der Regel weniger Zugang zu ihrer Emotionswelt.[57] [58] Aber auch hier gibt es Unterschiede: Die einen haben den Schlüssel zu ihrer Gefühlswelt verlegt, andere wiederum haben eine Sicherheitstür mit dutzend Schlössern errichtet, sie wollen die Tür bewusst nicht aufsperren.

Gemeinsam ist den meisten, dass sie ihre Emotionen nur dann spüren, wenn diese besonders intensiv werden, Freude und Ärger klar und deutlich spürbar sind. Die vielen Graustufen dazwischen werden meist nicht oder nur selten wahrgenommen. Das eben Beschriebene trifft übrigens auf sämtliche Körpergefühle, wie auch Hunger und Sättigung, zu. Oftmals wird also nur extrem starker Hunger oder ein Völlegefühl empfunden.

Wenn emotionale Gefühlserlebnisse selten und dann auch nur in intensiver Form vorkommen, bietet sich kaum die Chance zu lernen, wie man Emotionen im Alltag regulieren kann. Es ist wie das Lernen einer neuen Schrittkombination im Foxtrott. Tanzt man diese Kombination nur bei zwei Gelegenheiten im Jahr, wird es schwer sein, sich überhaupt an die Schritte erinnern zu können. Ein Meister im Tanzen wird dadurch sicher nicht geboren, es fehlt die Übung. Demnach fällt auch die Fähigkeit, Emotionen zu regulieren oder die dazugehörigen Gedankenschleifen zu durchbrechen, für emotionsregulierende EsserInnen eher schwach aus. Sie haben schlichtweg nie Gelegenheit, sich darin zu üben. Darüber hinaus reagieren emotionsregulierende EsserInnen mit deutlich stärkeren negativen Emotionen auf Frust als natürliche EsserInnen.[59] Sie sind schneller gekränkt, verärgert oder traurig.

Schlussendlich wählt man aus allen vorhandenen Alternativen diejenige aus, die schnell und einfach von der Hand geht. Und der Verzehr von geliebten Nahrungsmitteln bringt für emotionsregulierende EsserInnen definitiv genau diese Vorteile mit sich.

ESSEN ALS EMOTIONSREGULATION IST MEHR ALS NUR EINE THEORIE

Essen als Bewältigungsmechanismus ist sogar in unserem Hormonsystem sichtbar, das für die Wahrnehmung von Hunger und Sättigung zuständig ist.

Werfen wir dazu einen Blick auf den Hypothalamus. Er verbindet das Nervensystem mit dem Hormonsystem. Damit ist er eine wesentliche Schnittstelle in der Steuerung von u.a. Körpertemperatur, Durst, Hunger, Müdigkeit, Schlaf oder von Verhaltensweisen wie Fürsorge- oder Zuneigungsreaktionen.

Das ist genau die gleiche Region, die auch für die Informationsverarbeitung und für die Stressreaktion eine zentrale Rolle spielt. Der Hypothalamus gibt den Startschuss für die Cortisolausschüttung.[60] Außerdem arbeitet der Hypothalamus eng mit der Amygdala, dem Emotionszentrum des Gehirns, zusammen. Sobald Angst, Traurigkeit oder Ärger ausgelöst werden, erfährt der Hypothalamus davon. Emotionen, Gedanken und das Hungerzentrum im Gehirn sind also auf direktem Wege miteinander verknüpft.

Dadurch hat der Hypothalamus nicht nur Einfluss auf Hunger und Sättigung, er steuert sie sogar. Ein Hormon spielt im Zusammenhang mit emotionsregulierendem Essverhalten eine besondere Rolle. Es handelt sich um das Hormon Ghrelin, welches im Allgemeinen auch als „Hungerhormon" bezeichnet wird. Und genau dieses Hormon verhält sich bei *Mood Control Eaters* anders als bei natürlichen EsserInnen.[61]

Sobald diese nämlich unter Stress stehen, passiert etwas Spannendes: Ihr Hungerlevel geht nicht zurück, wenn etwas gegessen wird. Sobald wir essen, sollte das Hungergefühl zunehmend weniger werden. Bei emotionsregulierenden EsserInnen scheint es aber so etwas wie ein „Loch im Bauch" zu geben. Trotz Nahrungsaufnahme geht das Hungerhormon Ghrelin und damit auch das Hungergefühl nicht zurück. Somit können emotionsregulierende EsserInnen genauso viel essen wie natürliche EsserInnen, aber dennoch nach der Mahlzeit immer noch Hunger empfinden. Vielleicht spannt der Bauch, weil die Dehnungsrezeptoren im Bauch signalisieren: „Hey, hier ist es voll genug!", aber nicht selten bleibt der

Hunger. Verwirrung entsteht und die Schlussfolgerung ist: „Ich kann meinem Körper nicht vertrauen." In der A*dipositasforschung deuten Studien sogar auf eine Ghrelinkonzentration im Körper hin, die 20 % höher ist als bei natürlichen EsserInnen. Emotionsregulierende EsserInnen bilden sich also nicht nur ein, Hunger zu haben: Sie haben Hunger.

In Summe benötigen also *Mood Control Eaters* mehr Essen oder sogar *comfort food*, um den stressinduzierten Hunger zu stillen.[62 63 64] Binge-eating-Betroffenen wird dieses Phänomen nicht fremd sein.[65]

Wir stellen also an dieser Stelle zusammenfassend fest, dass mehr gegessen wird als physisch notwendig. Es wird gegessen, um zu essen und sich emotional zu beruhigen und nicht, um zu genießen. Es handelt sich um einen äußerst effizienten Bewältigungsmechanismus. Das erklärt auch, warum so viele Ansätze, um das emotionsregulierende Essverhalten abzulegen, schlichtweg nicht oder mehr schlecht als recht funktionieren: Chipspackungen zu verstecken oder einen Bogen um Schokolade zu machen, ist Symptombekämpfung und nicht Ursachenbekämpfung.

Eine Veränderung des Essverhaltens in Form von Essdrang oder Essanfällen sowie Essstörungen ist eine der häufigsten Begleiterkrankungen (Komorbiditäten) anderer psychischer Erkrankungen.

Besonders häufig tritt Essdrang unter anderem bei Betroffenen von

- ADHS (vor allem bei Frauen)[66] [67]
- Depression[68]
- Traumata[69] (u.a. Missbrauch, Mobbing oder Diskriminierung)
- Angststörungen[70] sowie der
- Borderline-Persönlichkeitsstörung[71] auf.

Die Frage nach dem Warum ist nicht gänzlich geklärt. Was vielen der Betroffenen gemein ist, ist jedoch die Schwierigkeit bei der Gefühlsregulation sowie das häufige Vorhandensein von Emotionen wie Ärger, Traurigkeit oder Angst. So zeigen Betroffene nicht selten emotionsregulierendes Essverhalten als Hilfsmittel, um mit innerer Anspannung, Trauer, Angst, Überforderung oder Stress umzugehen oder um sich mit Essen abzulenken (Vermeidungsstrategie). Bei Traumata, ADHS, Depressionen oder etwa Angststörungen kommt es zusätzlich nicht selten zu einem stark kontrollierten Essverhalten. Die Zügelung ist nicht selten ein Hilfsmittel, um mit innerer Selbstkritik, niedrigem Selbstwert, Unsicherheit oder Körperunzufriedenheit umzugehen. Auch bei hochsensiblen Personen zeigt sich Essen ebenfalls als häufiges Coping-Tool.[72]

Warum Essen hilft

Es kursieren viele Gerüchte rund um Glückshormone und das Essen. So sollen Schokolade oder bestimmte Lebensmittel Glückshormone beinhalten, die für das emotionale Essen verantwortlich sind oder aufgrund ihrer Wirkung gar süchtig machen. Eines dieser besagten Hormone ist Serotonin.

Serotonin wird hauptsächlich im Darm prodoziert. Um dieses Hormon zu produzieren, benötigen wir Tryptophan. Auch in Schokolade ist Tryptophan enthalten.

Der Serotonin-Hypothese zufolge führt der Konsum von Lebensmitteln wie Schokolade zu einer erhöhten Tryptophankonzentration im Blut. Da Tryptophan ein Baustein von Serotonin ist, soll sich in Folge der Serotoninspiegel im Gehirn erhöhen, wodurch sich wiederum das emotionale Befinden verbessert. Auch in diversen Studien konnte gezeigt werden, dass sich die Stimmung nach kohlenhydratreichen Mahlzeiten verbessert. Deshalb wird Schokolade nachgesagt, dass sie Glücksgefühle auslösen würde. Insgesamt ist die Menge an Schokolade, die wir gemeinhin verzehren, aber zu klein, um entsprechende Effekte beim Menschen auszulösen. Für ein Fernsehinterview hatte ich mir die Menge unterschiedlicher Schokoladensorten ausgerechnet, die notwendig wären, um überhaupt Serotonin zu bilden. Und das waren im Schnitt fünf Kilogramm Schokolade.[73] Abgesehen davon kommt das Tryptophan gar nicht an der Blut-Hirn-Schranke vorbei.

Tryptophan wird von unseren Darmbakterien gebildet und ist darüber hinaus in Käse, Fisch, Hülsenfrüchten oder auch Eiern enthalten. Wenn die Serotonin-Hypothese zutreffen würde, dann würden all die genannten Lebensmittel favorisiert werden, was jedoch nicht der Fall ist.

Jede Person, die an emotionsregulierendem Essverhalten leidet, weiß, dass Essen kein Schlüssel zur Erfüllung und purem Glück ist. Dennoch wird zum Beispiel Serotonin nachgesagt, dass es für den Rausch an Glücksgefühlen nach dem Essen zuständig ist.

Die Wirkung von Glückshormonen kann also nicht auf das Lebensmittel zurückgeführt werden. Die Wirkungen sind viel zu schwach oder nicht nachweisbar. Die Glückshormon-Diät und ähnliches sind nichts anderes als Marketingstrategien, hinter der sich eine ausgewogene Ernährung versteckt.

Damit im Körper bestimmte Prozesse ablaufen, muss eine Art Signal den Startschuss dafür geben. Dafür werden Signalstoffe (auch Botenstoffe genannt) eingesetzt. Diese werden zum Beispiel im Gehirn freigesetzt. Von dort aus nutzen sie die Blutgefäße als Autobahn, um an den Ort zu kommen, wo sie das Startsignal aktivieren und damit bestimmte Abläufe anstoßen.

In der Alltagssprache werden Signalstoffe auch als Hormone bezeichnet.

Es gibt eine Reihe von Hormonen, die die Aufgabe haben, uns ein angenehmes, wohliges, gutes Gefühl zu verschaffen. Sie stimulieren, entspannen oder wirken schmerzlindernd-betäubend. Und genau deshalb helfen sie dabei, Belastungen oder Stress zu bewältigen.

Deshalb fühlen wir uns zum Beispiel nach dem Verzehr gewisser Lebensmittel großartig. Mir fällt beispielsweise in diesem Moment mein persönliches Kryptonit ein: Mohn in allen Formen – Mohnstrudel, Mohnfesserl, Mohnnudeln, Mohntaler. Wenn ich an den Geschmack im Mund denke, dieses wunderbare Gefühl beim Essen, würde ich am liebsten aufspringen und meine Backmaschine anwerfen. Jeder Mensch hat seine ganz persönlichen comfort foods.

Die Ursache dafür finden wir im Mechanismus, der der Aktivierung von Dopamin zu Grunde liegt. Dopamin wird dann ausgeschüttet, wenn wir etwas tun, das wir gerne tun. Wie etwa eine Sporteinheit, ein Treffen mit Freunden oder nachdem wir einen Spaziergang unternommen haben. **Es geht also im Fall der Ernährung nicht um die Frage „Was ist im Lebensmittel enthalten", sondern vielmehr darum, wie wir das Lebensmittel bewerten. Bewerten wir ein Lebensmittel als besonders großartig, dann ist genau dieses Lebensmittel in der Lage, Dopamin und damit Glückshormone auszuschütten.**[74]

Wie emotionsregulierendes Essverhalten entsteht

Grundsätzlich ist emotionsregulierendes Essverhalten nicht in den Genen festgeschrieben. Es ist nicht wie eine Haarfarbe, mit der wir geboren werden. Somit muss diese Verhaltensweise auf eine andere Art in unser Verhaltensrepertoire gekommen sein. Dafür gibt es nur wenige Möglichkeiten: Wir haben es gesehen, für gut empfunden und umgesetzt, wir haben in der Familie nichts anderes mitbekommen oder aber wir haben gemerkt, dass es sich gut anfühlt und deshalb immer wieder getan. Emotionsregulierendes Essverhalten ist also erlernt, direkt oder indirekt.

WENN KINDER „ABGESPEIST" WERDEN

Ich bin kein Fan von „Alles hat seinen Ursprung in der Kindheit"-Ansätzen, also möchte ich betonen, dass wir unser ganzes Leben lang lernen. Manche Verhaltensmuster haben wir bereits in Kindertagen gelernt, andere später.

Aber beginnen wir von vorne. Hilde Bruch, eine ausgewanderte österreichische Psychologin, hat sich schon in den 1970er Jahren mit emotionsregulierendem Essverhalten beschäftigt. Ihr Schwerpunkt war das Essverhalten in Familien. In ihrem lesenswerten Buch „Essstörungen" beschreibt sie eine spannende Studie aus dem Jahr 1969 von Ainsworth und Bell. In ihrer Arbeit ging es darum herauszufinden, welchen Einfluss die Reaktion der Mutter auf die Signale des Babys hatte. Es wurde beobachtet, ob die Mutter dem Kind die Bestimmung der Nahrungsmenge selbst überließ, wie die Mutter reagierte, wenn das Kind eine Speise ablehnte, ob die Essgeschwindigkeit durch das Kind oder die Mutter bestimmt wurde oder ob die Mutter dem Kind erlaubte, während des Essens zu blödeln oder zu dösen.

Die einfühlsamen Mütter (Gruppe 1) stellten einen Zeitplan zum Essen auf, der nur als grober Richtwert diente, oder aber sie fütterten das Kind nur auf Verlangen. Die Interaktionen und die Zuwendungsreaktionen der Mütter waren an das Kind und dessen Bedürfnisse angepasst. Das Ziel war die Zufriedenstellung des Babys unter Berücksichtigung von Spaß und Freude.

Zusätzlich gab es fürsorgliche Mütter (Gruppe 2), die ihr Kind fütterten, um es um jeden Preis zufrieden zu stellen. Sie wollten, dass es das Kind guthat und waren ständig für das Kind da. Diese Mütter reagierten auf viele verschiedene Reaktionen des Kindes mit Fütterung, so als würde das Kind Hunger äußern. Demnach wurden diese Kinder häufig überfüttert.

Und dann gab es wenig fürsorgliche Mütter (Gruppe 3), die zufrieden waren, wenn das Kind möglichst lange ruhiggestellt war, sodass es still war oder schlief. Damit war nicht sonderlich viel weitere Zuwendung notwendig.

Beeindruckend war, dass sich die Art des Fütterns auf das spätere kindliche Verhalten auswirkte. Mütter der Gruppe 1 zeigten ein Fütterungsverhalten, das auf die Bedürfnisse des Kindes abgestimmt war und die aktive Teilnahme erlaubte. Deren Kinder suchten Nähe zu ihrer Mutter, waren traurig, als die Mutter wegging und freuten sich, als sie zurückkam.

Kinder der Gruppe 2 zeigten kein Bedürfnis, die Nähe und Interaktion zur Mutter zu suchen, sie waren „gesättigt". Kinder der Gruppe 3 zeigten ein ständiges Verlangen nach Essen, sie litten unter der Trennung von ihren Müttern. Ein Jahr später waren es Kinder, die unsicher waren und Angst vor neuen Situationen und Kontakten hatten.

Hilde Bruch geht davon aus, dass Kinder in der ersten Zeit des Fütterns Erfahrungen machen, die das spätere Essverhalten prägen. Wenn Mütter auf Hungersignale des Kindes reagieren und es nur dann füttern, wenn das Kind hungrig ist, ist das Kind in der Lage, Hunger- und Sättigungssignale auszubilden und darauf zu hören. Die Kinder der Gruppe 3 lernten nicht, Hungersignale von dem Bedürfnis nach Nähe oder Kuscheln zu trennen. Die Reaktion auf Stress war für jegliches Verhalten des Kindes gleich. Hilde Bruch geht also davon aus, dass mangelhaft ausdifferenzierte Zuwendungsreaktionen der Mütter dazu führen, dass Kinder später Essen als Instrument nutzen, um Spannungszustände abzubauen.

Viele emotionsregulierende EsserInnen berichten mir von derartigen Erfahrungen. Sie schildern, immer nach mütterlicher Anerkennung gestrebt zu haben und nie das Gefühl gehabt zu haben, akzeptiert und geliebt zu sein. Daraus kann sich später ein unbewusster Leistungsgedanke und das „Hab mich lieb"-Syndrom etablieren. Die Erkenntnisse decken sich auch mit aktueller Forschung, wonach emotionsregulierende EsserInnen nicht sehr gut darin sind, zu erkennen, warum sie angespannt sind. Es ist ein erlernter Mechanismus.

Beliebte Beispiele für unzureichende Zuwendungsreaktionen, die im Alltag ständig vorkommen sind außerdem: Belohnung für gute Schulnoten oder gutes Benehmen. Kekse oder Eis, um den kleinen Liebling zu trösten und vom Weinanfall abzulenken.

Auch das Belohnen oder Bestrafen von Kindern mit Süßigkeiten ist ein Mechanismus, der ein derartiges Essverhalten fördert. Es ist nach wie vor eine sehr beliebte Erziehungsmethode, Essen als Belohnung oder Bestrafung einzusetzen. Viele Konflikte in Familien tragen sich am Esstisch zu. Beispiele hierfür sind: „Wenn du dich jetzt nicht hinsetzt, bekommst du keine Torte zum Geburtstag", „Wenn du brav bist, bekommst du später ein Eis" – oder der Klassiker: „Du bekommst erst Nachspeise, wenn du aufgegessen hast".

Damit bringen wir schon den Kleinsten bei, Essen mit Emotionen zu verknüpfen. Darüber hinaus ist der Esstisch einer der wenigen Orte, an denen Kinder ihre Autonomie und Selbstbestimmung leben können. Und so wird Essen gerne als Werkzeug zum Widerstand eingesetzt. Die Folgen für das Kind, seine Psyche und das Gewicht können dabei verheerend sein. Betroffene Erwachsene, die ihr ganzes Leben mit ihrem Gewicht kämpfen, wissen, wovon ich spreche. Der hartnäckige „Kummerspeck" hinterlässt nicht nur physische, sondern auch psychische Spuren. Die meisten Erwachsenen, die darunter leiden, wissen noch nicht einmal, woher ihr emotionales Essverhalten kommt. Sie trösten und entspannen sich mit Essen.

Natürlich heißt das nicht, dass alle diese elterlichen Verhaltensweisen zu essgestörten Kindern führen! Umgekehrt lassen sich aber bei Betroffenen oft derartige Verhaltensweisen in der Kindheit erinnern.

LERNMECHANISMEN IM LAUF DES LEBENS

Emotionsregulierendes Essverhalten kann in unterschiedlichsten Kontexten und Situationen erlernt werden und basiert immer auf den Lernmechanismen der klassischen und operanten Konditionierung.[75]

Klassische Konditionierung wäre die Koppelung von zwei Reizen. Meistens handelt es sich bei dem Reiz A (z. B. Kino) um ein Event oder eine Situation und beim zweiten Reiz B (z. B. Popcorn) um ein Lebensmittel. Wenn die beiden Reize häufig miteinander auftreten, dann verbinden wir sie so sehr miteinander, dass Reiz A so mächtig wird, dass er automatisch Reiz B auslöst. Schon beim Betreten des Kinos wissen viele Filmjunkies eines mit 100 %iger Gewissheit: Popcorn oder Nachos müssen her. Die zwei Dinge wurden miteinander verbunden, also konditioniert. Können Sie sich an die Autobahn aus Kapitel 1 erinnern (s. S. 20)? Die Konditionierung ist der Grund dafür, warum sich eine Autobahn entwickelt. Auch die klassische Menükombination in der Kantine gehört in diese Rubrik. Wird automatisch die Nachspeise stets gegessen, weil sie „dazu gehört", verspüren viele irgendwann schon den starken Gusto auf Süßes, wenn der letzte Bissen der Hauptspeise noch nicht einmal im Magen angekommen ist. Kennen Sie den Gedanken „Nach dem Essen habe ich so einen Gusto auf Süßes!"? Auch die Tee- oder Kaffeezeit bei den Großeltern oder FreundInnen ist ein Klassiker. Köstliche Kuchen oder Torten werden mit Tee oder Kaffee verschlungen, ohne überhaupt eine Sekunde überlegt zu haben, ob überhaupt ein Gusto oder Hunger da ist.

Ungünstig wirken sich tagtägliche Konditionierungen aus. Der tägliche Fernsehabend etwa oder das abendliche Geschichtenvorlesen im Kinderbett, kombiniert mit Essen, sind kritisch zu betrachten. Irgendwann schläft das Kind ohne das Fläschchen im Bett nicht mehr ein, auch wenn es längst kein Fläschchen mehr bräuchte. Das Essen ohne Fernseher wird zur Qual. Es wird langweilig und öde.

Die *operante* Konditionierung findet sich in der Verstärkung. Negative Verstärkung wäre z. B. der Fall, wenn wir negative Konsequenzen durch Essen abfedern können, wie es beispielsweise beim emotionsregulierenden Essen der Fall ist. Positive Verstärkung findet sich überall dort, wo wir mit Essen belohnt werden, wie etwa mit einem Eis nach einer guten Schulnote. Auch dieser Mechanismus ist bei emotionsregulierendem Essverhalten aktiv.

Gesellschaftliche Mechanismen, wie z. B. das kollektiv angelernte Essen oder sogar Überessen nach dem Motto „Weihnachten heißt Völlern", sind ebenfalls Glaubenssätze, die uns auch heute noch ständig begegnen.[76] Das kollektive schlechte Gewissen nach dem Verzehr von Süßigkeiten ist hier ebenfalls zu erwähnen. Wir lernen ja im Grunde, uns nach dem Verzehr von Süßigkeiten schlecht zu fühlen. Dies findet täglich in der Sprache Ausdruck: „Puh, jetzt habe ich viel gegessen, jetzt heißt es dann fasten", „Im Urlaub haben wir sehr genossen, daheim müssen wir wieder auf die Linie achten", „Nah, das ist aber schon ganz schön fett", „Dass du das alles aufessen kannst", „Hast du nicht langsam genug?". Ich bin mir sicher, jeder von uns könnte diese Liste endlos weiterführen. Viele Verhaltensweisen stammen auch aus Zeiten, in denen ein bestimmtes Essverhalten notwendig war. Dazu zählt das Aufessen in Zeiten von Nahrungsknappheit, das von Generation zu Generation weitergegeben wird.

Manchmal kann es hilfreich sein zu analysieren, wann und warum sich das emotionsregulierende Essverhalten etabliert hat. In den meisten Fällen ist das aber eher für das eigene Selbstverständnis und für die Entwicklung von Selbstmitgefühl wichtig und nicht für das Auflösen des emotionsregulierenden Essverhaltens.

Emotionsregulierendes Essverhalten resultiert aus einem Schiefstand: Es gibt Unzufriedenheit, das Gefühl, nicht genug zu sein, zu viele To Dos oder innerlichen Leitungsdruck. Gleichzeitig fehlen Hobbies und Aktivitäten, die als Bewältigungsmechanismus oder Nährboden für den Selbstwert oder eine gesundheitsförderliche Umgebung dienen. Um diese Lücke zu füllen, hat sich über Lernmechanismen das emotionsregulierende Essverhalten entwickelt.

Die Lösung liegt also darin, herauszufinden, woher der Schiefstand im Leben kommt und diesen zu beseitigen. Das Ziel sollte also sein, an der Ursache zu arbeiten und nicht, den Essdrang per se zu verhindern.

Raum für Notizen

Emotionsregulierendes Essverhalten ablegen

Im folgenden Kapitel werden wir uns zuerst dem Thema Emotionen widmen, da diese dabei helfen, herauszufinden, was hinter ihnen und damit hinter dem Essdrang selbst steckt. All das liefert uns die Informationen dafür, wie und warum wir etwas fühlen. Danach widmen wir uns den häufigsten Auslösern (dem Warum) für Essdrang, um das Gelernte später auf konkrete Essdrang-Tage oder Situationen anzuwenden. Abschließend finden Sie noch eine SOS-Übung für den direkten Umgang mit Essdrang.

Das Paradoxon der Verdrängung

Kürzlich hatte ich eine Gruppeneinheit mit den Mitgliedern meines Food Feelings Programms. Die TeilnehmerInnen beschrieben das körperliche Gefühl, das sie überkommt, wenn das innere Verlangen nach Essen auftaucht. Eine Teilnehmerin fing während ihrer Erzählung zu weinen an. Sie sagte, sie habe noch nie mit jemandem über dieses Thema gesprochen. Auch alle anderen TeilnehmerInnen waren unglaublich berührt von den Schilderungen. Nicht weil sie neu waren, sondern weil sie alle diese Dinge nie aussprechen. Tränen kullerten über die ein oder andere Wange. Auch ich war berührt von dem Schmerz, der so viele plagt. Ein Schmerz, der nur ganz selten zum Vorschein kommen darf, weil „sonst keine Zeit ist", „es sowieso nichts bringt" oder es „peinlich" ist. In dieser Kurseinheit wurde ein Raum geschaffen, der es erlaubte, all die Erlebnisse und Erfahrungen zu teilen.

Nach ein paar Momenten des Schweigens kam relativ schnell die Frage, die ich bereits erahnen konnte: „Und was sollen wir tun, wenn so etwas passiert? Jemanden anrufen, rausgehen, Fernsehen?"

Viele von uns haben sich schon mit dem Thema Essdrang auseinandergesetzt. Wir wissen viel, kommen aber nicht wirklich weiter. Was ich sehr häufig von emotionsregulierenden EsserInnen höre, ist: *„Ich weiss ja,* *warum (Achtsamkeit), aber die Umsetzung gelingt nicht*". Das rührt daher, dass oft ein wesentlicher Teil vergessen wird. **Nachdem Emotionen das Verhalten lenken und die Emotionen gern „übersprungen" werden, kann keine Veränderung im Verhalten erfolgen.** Es ist, als würden Sie Ihre engste Freundin auf Russisch bitten, Ihnen ein Glas Wasser zu bringen. Ihre Freundin wird aufmerksam zuhören, aber sie bringt kein Glas (Verhalten), denn sie „begreift" nicht, was sie wollen. Statt zu fühlen, „verkopfen" die meisten unter uns. „Verkopfen" kann als Schutzmechanismus gesehen werden, denn es erzeugt emotionale Distanz.

Tendenziell will Mensch nur bestimmte Gefühle haben. Sprichwörter wie „Ein Mann muss stark sein" oder „Ein I*dianer[77] kennt keinen Schmerz" lassen darauf schließen, dass bestimmte Gefühle nicht gelebt und daher verdrängt werden sollen. Ich gehe davon aus, dass diese Sprichwörter aus einer Zeit kommen, in der sie gebraucht wurden. Wenn ich an meinen Großvater zurückdenke, der einen Krieg erlebt hat, in dem er Hunger leiden und dabei zusehen musste, wie seine Zehen abfroren, kann ich vieles verstehen. Ich denke, diese Generation hatte das Gefühl, wenn sie sich dem Schmerz und der Traurigkeit hingeben würde, die aus ihren Erlebnissen resultierten, würden sie sich einem Sumpf aus Verzweiflung, Hoffnungslosigkeit, Depression und Traurigkeit ergeben. Sie würden eventuell die Hoffnung sowie sich selbst aufgeben. In Anbetracht dieser hohen Bedrohung scheint es logisch, dass Körper und Psyche auf den Überlebensmodus umschalten mussten.

Doch auch in anderen schrecklichen Lebensumständen, in denen die eigene Sicherheit oder das eigene Leben bedroht ist, schaltet unser Gehirn auf das Überlebensprogramm um.

Unser tägliches Leben allerdings, in dem es um emotionale Verletzungen, den mehr oder weniger natürlichen Verlust von nahestehenden Personen oder Trennungen geht, gibt es eigentlich selten Anlass dazu, auf das Programm „Ich verdränge meine Gefühle" umzuschalten. Ich würde tatsächlich sagen, dass diese Strategie zu einem großen Problem geworden ist. Zu der Vermeidungs- und Verdrängungsstrategie aus früherer Zeit kommt der Leistungsdruck unserer Gesellschaft. „Augen zu und durch" oder „Wer jemand sein will, muss was leisten". Dies führt dazu, dass wir zusätzlich zum Überlebensmodus auch noch einen Leistungsmodus aufgebürdet bekommen haben. Und nachdem das Überleben und Leisten so viel Zeit und Ressourcen einnimmt, haben wir für das Fühlen und Spüren oft keine Zeit mehr. Gefühlsqualitäten wie Traurigkeit oder Enttäuschung sind als „schlecht" und „negativ" gebrandmarkt, was dazu führt, sich schnellstmöglich von ihnen abwenden zu wollen. Aber das hat seinen Preis, wie wir im Folgenden sehen werden.

Können Sie sich an eine Phase erinnern, in der Sie einmal in Ihrem Leben in tiefer Trauer steckten? Eine Situation oder ein Erlebnis, bei dem Sie sich der Trauer hingegeben haben? Dann haben Sie eventuell schon einmal folgendes Phänomen beobachtet: Emotionen bzw. deren Intensität kommt in Wellen.

In einer belastenden Situation entsteht das Gefühl, man würde von einer riesengroßen Welle überrollt werden. Im nächsten Moment allerdings ist zu spüren, wie die Intensität zurückgeht. Wie eine Welle, die sich langsam aufbaut, ihre Kraft erreicht hat, auf dem Felsen oder Strand aufprallt und sich dann still und sanft zurückzieht. Ähnlich ist es bei Emotionen. Alles beruhigt sich wieder, die Intensität der Emotion erreicht einen Höhepunkt und klingt ab. Irgendwann trifft die nächste Welle ein.

Oftmals haben wir Angst, Emotionen zu spüren, weil wir entweder nie gelernt haben, mit ihnen umzugehen oder aber weil wir nicht wissen, dass Emotionen auch wieder abklingen. Manchmal malen wir uns aus, dass die Emotion nie aufhört und wir uns völlig darin verlieren. Aus Angst werden Emotionen verdrängt, anstatt sie zu spüren und genau mit dieser Strategie tun wir uns nichts Gutes.

Kennen Sie die Situation, dass Sie sich vornehmen, an nichts zu denken? Oder sich einen Nachmittag frei nehmen und dabei nicht an die Arbeit denken möchten? Oder nun konzentriert arbeiten und den Saustall in der Küche später aufräumen? Wenn Sie das kennen, dann wissen Sie sicherlich, dass diese Gedankenunterdrückung ganz und gar nicht gelingt. Stattdessen drängen sich Gedanken auf.

Manchmal lassen sich Gedanken erfolgreich verdrängen, kommen aber zu einem späteren Zeitpunkt umso intensiver wieder zurück. In der Psychologie wird dieser Effekt „Rebound"- Phänomen genannt. Die Gedanken, die eigentlich gerade keinen Raum bekommen sollen, rächen sich und kommen doppelt so stark zurück.

Wie wir bereits besprochen haben, werden Emotionen u.a. durch Gedanken ausgelöst. In weiterer Folge bedeutet das, dass nicht nur die Gedanken intensiver zurückkommen, sondern auch die daran gekoppelten Emotionen. Wie ein Boomerang, der uns mit der Wucht der Fliehkraft trifft.

Erst einmal erfolgreich verdrängt, kommt der Essdrang oftmals umso heftiger und stärker wieder zurück. Sobald Zeit und Raum bleibt, um zu denken und zu fühlen, kommen alle verdrängten Erlebnisse hoch weil diese Erlebnisse und Emotionen und Situationen gefühlt und gelebt werden möchten.[78]

Wenn Emotionen nicht verdrängt werden sollen, dann bleiben uns nur zwei Optionen: Konstruktiv mit ihnen umgehen oder verhindern, dass sie überhaupt erst entstehen. Der Schlüssel liegt also in einer Zuwendung und dem „sich damit beschäftigen".

Point of no return

Die meisten emotionsregulierenden EsserInnen kennen ihr Emotionskontinuum in Form von Extremwelten. Alles oder nichts. Wie ist das bei Ihnen? Spüren Sie Ärger oder kennen Sie den Unterschied zwischen leichtem Ärger, moderatem Ärger und großem Ärger?

Als Hilfestellung können Sie sich z.B. fragen: Wie nehmen Sie Ihr Hungergefühl oder Ihre Sättigung wahr? Gibt es nur zwei Extreme oder nehmen Sie kleine Abstufungen wahr? Wenn Sie Hunger und Sättigung nur in extremer Form kennen, dann trifft das mit ziemlicher Sicherheit auch auf emotionale Erfahrungen zu.

Um den Essdrang abzulegen, ist es besonders wichtig, den Facettenreichtum der Emotionen kennenzulernen. Warum, das sehen wir uns anhand der Spannungskurve, die gerne in der Verhaltenstherapie eingesetzt wird, an.

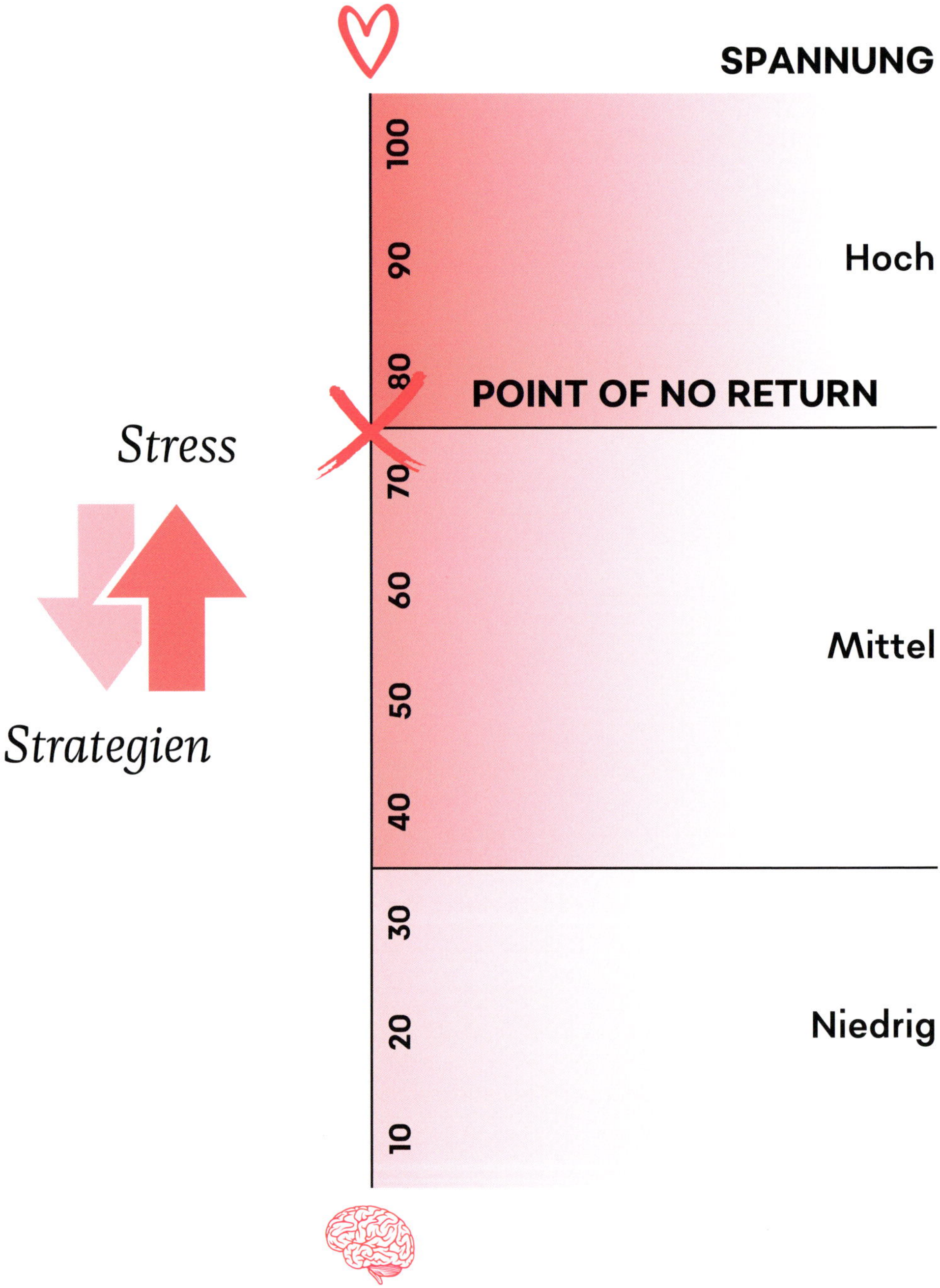
SPANNUNG
100
90
Hoch
80
POINT OF NO RETURN
Stress
70
60
Mittel
50
Strategien
40
30
20
Niedrig
10

Die Spannungskurve geht von 0 bis 100. Jeder Mensch lebt unter einer eine gewissen Anspannung, sonst würden wir von Stühlen rutschen und könnten nicht herumlaufen. Ein Spannungsbereich zwischen 0 und 30 wird als Entspannung empfunden. Mit Belastungen steigt die Anspannung an. Sind wir verärgert, traurig, innerlich getrieben oder verletzt, spannt sich unser Körper zunehmend an. Im Tagesverlauf kann die Anspannung variieren, mal hinauf und auch wieder hinunter gehen. Mit Biofeedback-Geräten kann die innere Anspannung in Echtzeit sichtbar gemacht werden. So sieht man, wie sowohl kleine Vorkommnisse wie z. B. belastende oder positive Gedanken, Erinnerungen an konkrete Ereignisse oder auch große Ereignisse wie eine Präsentation vor der Führungskraft zu einer Aktivierung im Körper führen. Gemessen wird das anhand der Aktivität der Schweißdrüsen in der Haut, die sofort beginnen, sich mit Salzflüssigkeit zu füllen. Außerdem ist die Spannung an der Atmung, der Körpertemperatur, dem Herzschlag oder beispielsweise der Muskelaktivität messbar. Die geistige Anspannung und die körperliche Anspannung nehmen zu. Einige Menschen spüren diese Anspannung auch in Form von Nacken- oder Rückenschmerzen.

Sehr oft baut sich die Spannungskurve über den Tag hinweg auf. Manche von uns spüren das sogar, haben aber das selbstzerstörerische Motto: „durchhalten".

Ab einem gewissen Punkt allerdings lässt sich die Anspannung nicht mehr kontrollieren. Die Amygdala übernimmt die Kontrolle und der rational denkende Teil unseres Gehirns wird schwächer. Es ist der *point of no return*, der Punkt, an dem das Fass überläuft. Es war einfach zu viel. Die Spannungskurve liegt dann in der Hochaktivierung zwischen 70 und 100. In diesem Bereich kann das Verhalten nicht mehr kontrolliert werden.

Emotionen kommen in Form von zunehmend negativen Gedankenspiralen, *Essanfällen*, Tränenausbrüchen oder Schreikrämpfen zum Vorschein. Vielleicht klappt das mit der Kontrolle tagsüber sogar noch ganz gut, wohingegen abends, wenn die Anspannung losgelassen werden kann, das Emotionszentrum die Herrschaft übernimmt.

Dem Überessen vorzubeugen bedeutet also, die eigene Spannungskurve zu kennen, Vorkehrungen zu treffen, um überhaupt erst gar nicht in einen zu hohen Spannungsbereich zu kommen und Interventionen zu setzen, um das sprichwörtliche Fass eben nicht zum Überlaufen zu bringen, sondern es zwischendurch oder im Notfall zu leeren bzw. die Spannung auf ein angenehmes Niveau zu senken.

Verstehen Sie mich nicht falsch. Spannung im mittleren und auch hohen Bereich ist nicht per se schlecht. Manchmal befinden wir uns in einem Flow aus hoher Aktivierung, sind kreativ und bringen Leistung. Wie immer geht es um eine gesunde Balance von Spannung und Entspannung.

Im Nachfolgenden stelle ich Ihnen einige Übungen vor, die Ihnen dabei helfen werden, Ihre Emotionen spüren zu lernen und sie auf der Spannungskurve einzuordnen. Darüber hinaus bekommen Sie Impulse, wie Sie die innere Spannung reduzieren können.

Schritt 1: Emotionen wahrnehmen und spüren lernen

Um Balance herzustellen, ist es also notwendig, überhaupt zu spüren, wo auf der Skala man sich im Spannungsbereich befindet und was ihn verursacht.

Achten Sie mehrmals untertags auf Ihr Spannungslevel und versuchen Sie, Ihren aktuellen Zustand einzuordnen. Schreiben Sie ihre Beobachtungen zu Emotionen, Intensität der Emotionen, Anspannung, innere Unruhe und Ihre Gedanken auf, um ein Gefühl für Ihr persönliches Spannungskontinuum zu bekommen. **Je besser Sie den jeweiligen Spannungszustand spüren können, desto eher können Sie dem Essdrang vorbeugen.**

Der Bereich zwischen 30 und 70 ist der mittlere Spannungsbereich. Je höher Sie individuell liegen, desto wichtiger ist es, Strategien parat zu haben, die Ihnen dabei helfen, die innerliche Spannung zu reduzieren. Eine Strategie, die zur Situation passt. Manchmal wird das eine Atemübung sein, manchmal ein Spaziergang oder eine wilde Tanzeinheit. Aber dazu später mehr.

Damit Sie ein Gefühl für Ihre Emotionswelt bekommen, habe ich hier den Gefühlsstern für Sie vorbereitet (s. S. 114). Der Gefühlsstern, der gerne in der Verhaltenstherapie zum Training emotionaler Kompetenzen eingesetzt wird, gibt einen Überblick über verschiedene Emotionen und ihre Abstufungen. Daraus ergibt sich eine kunterbunte Vielfalt an möglichen wahrzunehmenden Emotionen, die Ihnen erlaubt, verschiedene Emotionen und ihre Abstufungen kennenzulernen. Wenn Sie ein Bewusstsein dafür entwickeln, was Sie alles fühlen können, sind Sie auch in der Lage, *mehr* zu fühlen.

Um emotionsregulierendes Essen aufzulösen, werden die Übungen im Nachfolgenden in drei Übungsteile eingeteilt. Beim *Fokussieren* geht es darum, dass Sie Ihre Aufmerksamkeit auf ein konkretes Thema lenken. Dabei werden Sie erstaunliche Erkenntnisse über sich selbst sammeln.

Die meisten Übungen, die Sie in der Vergangenheit als „nicht hilfreich" abgetan haben, haben womöglich gemeinsam, dass Sie niemals über den Punkt „Fokussieren" hinausgekommen sind. Sie haben analysiert und haben Ihr Verhalten in kleine Teile zerlegt. Vielleicht sind Sie dann aber direkt zu Schritt 3, nämlich dem *Modellieren*, also dem Verändern & Lösen gesprungen. Dabei haben Sie den wichtigsten Schritt, nämlich die Integration vergessen.

Integrieren bedeutet annehmen, und damit meine ich sowohl kognitiv (so ist XY) aber auch emotional (so fühlt sich XY an). Integrieren ist der Motor von Veränderungen. Das Gegenteil von Annehmen ist Ablehnen und damit wird darauf fokussiert, was man nicht möchte. Um Essdrang abzulegen, müssen wir uns jedoch mit den Hintergründen des Essdrangs beschäftigen, und das ist nicht möglich, wenn Sie den Essdrang und alles damit Verbundene wegschieben.

Und damit starten wir mit der ersten Übung: Der Emotionsstern hilft Ihnen dabei, einen Eindruck dafür zu bekommen, welche Emotionen es gibt. Die nachfolgende Übung hilft Ihnen, die Emotionen in Ihrer Sprache auszudrücken, also Formulierungen dafür zu finden. Es ist wie beim Lernen einer Sprache. Erst mit dem Wissen um bestimmte Ausdrücke oder Wörter wird es Ihnen ermöglicht, die Sprache überhaupt erst anzuwenden.

GEFÜHLSSTERN

nach einer Vorlage von Harlich H. Stavemann

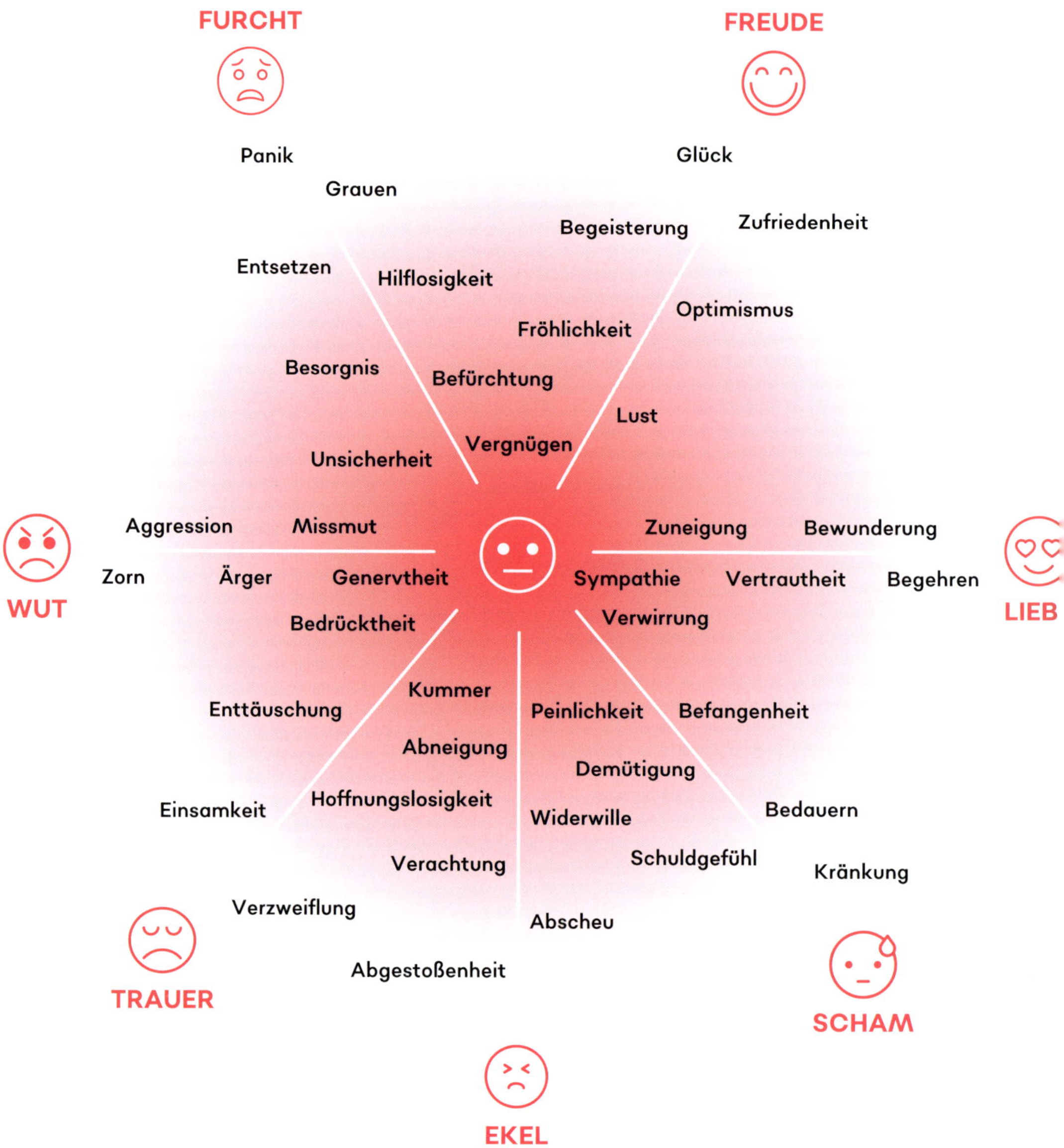

→ Fokussieren

Denken Sie an mindestens drei Situationen zurück, in denen Sie „positive" Emotionen wie Freude, Stolz, Glück oder ähnliches gefühlt haben.

Stellen Sie sich vor, Sie müssten beschreiben, wie sich diese Situation angefühlt hat. Versuchen Sie bestmöglich, Ihr Gefühl zu beschreiben. Dabei sollten Sie mindestens 50 bis 100 Wörter schreiben. Fertigen Sie eine Beschreibung des Gefühls an.

Das könnte so klingen:

Als Stefanie zu Besuch kam, habe ich mich so richtig gefreut. Ich konnte es kaum erwarten, sie zu sehen. Ich freute mich darauf, dass wir uns austauschen, zusammensitzen wie in alten Zeiten. Wenn wir uns sehen, fühlt es sich so an, als würden wir uns seit Ewigkeiten kennen.

→ Integrieren

Sehen Sie sich Ihre Aufzeichnungen an und lassen Sie diese auf sich wirken. Wie würden Sie diese beschreiben? Sind es einfache, rationale Sätze ohne Farbe und Lebendigkeit? Oder ist es eine bunte Erfahrungswelt? Ist es Ihnen schwergefallen, überhaupt etwas zu beschreiben oder ging es ganz leicht?

Reflektieren Sie und spüren Sie wieder in Ihren Körper. Wie fühlt sich diese Erfahrung für Sie an? Sind Sie stolz oder ist es unangenehm? Macht es Sie traurig?

→ Modellieren

Und nun nehmen Sie Ihre Beschreibung und verwandeln das Ganze in ein buntes Drehbuch, in ein Bild. Aber ein Bild, eine Metapher, die nicht völlig erfunden ist, sondern die schon dem entspricht, was Sie gefühlt haben. Schmücken Sie Ihre Gefühlswelt mit Worten aus. Versuchen Sie, so viele Beschreibungen wie möglich zu finden für das, was in Ihnen vorgegangen ist.

Ich denke, es gibt so viele Gefühlszustände und so viele verschiedene Beschreibungen dieser Emotionen, dass wir deren Anzahl gar nicht wirklich in einer konkreten Zahl ausdrücken können. Zum Beispiel sagt eine Person, sie habe „Schmetterlinge im Bauch". Dieses Gefühl kann sich für eine andere Person eher anfühlen wie „tausend Flummis im Bauch". Wir werden nie herausfinden können, ob Schmetterlinge und Flummis das gleiche Gefühl auf körperlicher oder emotionaler Ebene auslösen.

Für manche Dinge gibt es einfach manchmal keine *vorgefertigten* Worte. Da reichen Beschreibungen wie traurig, verärgert, ängstlich, überrascht, freudig oder angeekelt nicht aus.

Wenn es Ihnen schwerfällt, eine Situation zu beschreiben, ist das völlig egal, dann beschreiben Sie die Situation, als wäre es ein kleines Märchen, das Sie in einem kreativen Kinderbuch lesen.

Besuch von einer Freundin aus Salzburg

In wenigen Minuten würde es so weit sein: Stefanie würde aus dem Zug aussteigen. Als ich den Zug einfuhren sah, spürte ich wie dieses Kribbeln in mir aufstieg. Ein Kribbeln von den Füßen bis hoch in den Bauch. Es war, als würde ich innerlich vor Freude explodieren, wie bei diesen Geburtstagsüberraschungen, bei denen sich Menschen in Geschenken verstecken und plötzlich in einem unerwarteten Moment herausspringen. Eine Mischung aus einem warmen Sommergefühl und unheimlicher Aufregung, die ich in meinem Brustbereich spürte. Als Stefanie aus dem Zug ausstieg, konnte ich mich nicht mehr zurückhalten. Ich machte innerliche Luftsprünge und wäre am liebsten mit einem Kreischen auf- und abgesprungen.

Diese Übung hilft Ihnen dabei, Ihren Ausdruck für Emotionen und die Wahrnehmung von Emotionen zu fördern.

Für manche Dinge gibt es einfach manchmal keine vorgefertigten Worte.

Schritt 2: Vorkehrungen treffen

Es gibt verschiedene Faktoren, die unsere Anspannung nach oben treiben. Zu ihnen gehören negative Gedankenspiralen in Form von Selbstgesprächen, Bewertungen, fehlende Strategien, um die Anspannung zu reduzieren sowie fehlende Selbstfürsorge oder mangelndes Mitgefühl.

SELBSTGESPRÄCHE

Wie eine Person kommuniziert, welchen Tonfall sie benutzt, welche Worte oder welche Sprache verwendet wird, bestimmt, welche Botschaft beim Gegenüber ankommt. Doch nicht nur die Art des Gesprächs, das wir mit anderen führen, ist relevant. Ob Sie es zugeben möchten oder nicht, jede Person führt Selbstgespräche. Manchmal ist es tatsächlich ein lautes Gespräch mit sich selbst.

Viele emotionsregulierende EsserInnen haben keinen besonders netten Umgang mit sich selbst. Vorwürfe, Beleidigungen und Abwertungen sind oft an der Tagesordnung. Gedanken wie „Du bist einfach zu dumm", „Du wirst es nie schaffen", „Du darfst keine Fehler machen" führen zu hoher Anspannung. Anspannung, die in Folge mit Essen abgebaut werden muss. Um genau dem vorzubeugen, ist es essentiell, einen liebevollen Umgang mit sich selbst zu kultivieren.

→ Fokussieren

Ich lade Sie dazu ein, sich Situationen aus den letzten Tagen ins Gedächtnis zu rufen, in denen Sie unzufrieden mit sich waren. Und wenn das schwierig ist, dann seien Sie in den nächsten Tagen achtsam, ob Sie Sie so eine Art Selbstgespräch bei sich entdecken.

Schreiben Sie dann das Selbstgespräch auf und dabei bestenfalls Wort für Wort oder zumindest möglichst realitätsgetreu. Das könnte so aussehen:

„Du bist so dämlich. Du hast dir vorgenommen, heute nichts zu naschen. Und jetzt sitzt du hier am Sofa und hast schon wieder die ganze Packung Kekse aufgeges-

sen. Warum bist du eigentlich so dumm? Du hättest dich nur zusammenreißen müssen. Aber nein, stattdessen bist du immer erst im Nachhinein schlauer. Du bekommst es einfach nicht hin."

Danach geht es an die Analyse.
Zunächst ist natürlich der Tonfall äußerst spannend. Sie kennen sicher das Sprichwort: „Der Ton macht die Musik". Unterstreichen Sie mit einem bunten Stift diejenigen Textstellen, die Vorwürfe und Bewertungen und damit einen unangenehmen Tonfall ausmachen. Darunter fallen Dinge wie „ich bin", "„ich kann nicht", „immer wenn" usw.

„<u>Du bist</u> so dämlich. <u>Du hast</u> dir vorgenommen heute nichts zu naschen. Und jetzt sitzt du hier am Sofa und hast <u>schon wieder</u> die ganze Packung Kekse aufgegessen. Warum bist du eigentlich so schwach? <u>Du hättest</u> dich nur zusammenreißen müssen. Aber nein, stattdessen <u>bist du immer</u> erst im Nachhinein schlauer. Du bekommst es einfach nicht hin."

Schreiben Sie nieder, welche Botschaften in diesem Selbstgespräch verpackt sind.
- *Du bist dumm*
- *Du bist eine Versagerin, ein Versager*
- *Du hast keine Disziplin*
- *Du schaffst es einfach nicht*
- *Du bist schwach*
- *Du wirst nie toll aussehen*
- ...

→ Integrieren
Sehen Sie sich jede einzelne Botschaft und Bewertung an und lassen Sie diese auf sich wirken. Satz für Satz! Wie fühlt sich dieses Gespräch, wie fühlen sich diese Botschaften an? Gut? Schlecht? Wie genau spüren Sie das: gut oder schlecht? Ist es wie eine Last auf den Schultern? Oder eher ein Kloß im Hals?

Sind die Dinge, die Sie gerade sich selbst gesagt haben, etwas, das Sie Ihrer engsten Freundin, ihrem engsten Freund mitteilen würden? Diese Person, die hier gesprochen hat, würde sie sich um die Person, zu der sie spricht, kümmern? Sich darum sorgen, dass sich die Person gut fühlt und sich entwickeln kann? Ist es eine Gesprächsumgebung, in der Sie sich wohlfühlen würden? Machen Sie sich an dieser Stelle bewusst, wie Sie mit sich umgehen und sprechen. Nehmen Sie das, was sie entdecken, als Geschenk, auch wenn es schmerzhaft ist.

→ Modellieren

Tun Sie sich einen Gefallen und schaffen Sie eine Umgebung, in der Sie sich entwickeln können. Schaffen Sie sich neben der förderlichen äußerlichen Umgebung, wie wir sie im ersten Teil des Kapitels unter *Diet first* besprochen haben auch eine förderliche innerliche Umgebung.

Schreiben Sie das Selbstgespräch nun so um, als wären Sie Ihr empathischer Experte. Schreiben Sie den Tonfall und die Bewertungen so um, dass sich die Botschaften verändern. Ich rate dabei, sich auf objektive Sachverhalte zu beziehen, Gefühle zu beschreiben und das Gefühl „Du bist/es ist okay“ zu vermitteln.

Du hast gerade eine Packung Kekse gegessen. Das ist für dich ein Fehler, der dich traurig macht. Es ist okay, traurig zu sein. Und es ist okay, die Packung Kekse gegessen zu haben. Und weißt du, warum? Wahrscheinlich war das heute einfach notwendig, um dich besser zu fühlen. Du bist ja gerade dabei, neue Strategien zu lernen. In Zukunft wirst du andere Möglichkeiten kennengelernt haben – und dann wird so ein Abend anders aussehen.

Wie fühlt sich Ihre neue Formulierung an? Welches Gefühl löst dieser Text aus und wie ist dieses Gefühl? Nehmen Sie sich wirklich Zeit für das Hinspüren. Das ist ein zentrales Element dieser Übungen.

Wiederholen Sie diese Übung immer dann, wenn sich Gelegenheit bietet. Machen Sie diese Übung anfangs wirklich in dieser schriftlichen Form. Danach versuchen Sie sich in Real-Life Situationen. Sagen Sie Stop, sobald Sie so eine unfreundliche Art des Selbstgesprächs bemerken und starten Sie ein neues gedankliches, freundliches Gespräch. Sie werden merken, dass das bald in eine Gewohnheit übergeht und kleinste Schritte schon ganz automatisch kommen. Wichtig ist, dass das neue therapeutische Gespräch sich realistisch anfühlen soll, sonst ist es eher Theater als realistische Hilfestellung.

GLAUBENSSÄTZE UND BEWERTUNGEN

Unzufriedenheit ist ein diffuses Gefühl, das uns vermittelt, dass etwas nicht stimmig ist. Sie ist fest gekoppelt an Glaubenssätze und Bewertungen. Glaubenssätze sind innere Überzeugungen, ähnlich wie Mantras, die wir uns unbewusst immer wieder vorsagen. Sie sind wie eine Stimme, die wir ständig hören. Es gibt sowohl förderliche, aber auch ungesunde Glaubenssätze oder Bewertungen. Letztere erkennen wir an bestimmten Charakteristika wie Verallgemeinerungen (immer, alle, jedes Mal ...), Schwarz-Weiß-Denken (Wenn – dann, alles oder nichts), Katastrophendenken („Wenn du jetzt nicht aufhörst, wirst du Diabetes bekommen"), unfairen Vergleichen („Heidi Klum schafft es mit ihrem Alter im Gegensatz zu dir auch") oder emotionaler Beweisführung („Wenn du jetzt zugreifst, ist das der Beweis, dass du es nie schaffen wirst").

Ich hatte eine Klientin, die an regelmäßigen *Essanfällen* litt. Ganz markant waren ihre inneren Überzeugungen davon, was sie alles tun muss. Sie muss sich ihrem Kind zuwenden, das Haus muss immer blitzeblank sein, alles muss ordentlich sein, sie müsse kochen, um eine gute Mutter und Hausfrau zu sein und, und, und. Von Auszeiten war keine Spur, dafür war keine Zeit. Kein Wunder, dass sie an starkem Essdrang litt. Ihre inneren Ansprüche trieben sie zu Höchstleistungen an. Abends oder nachmittags, wenn das Baby schlief, war sie so erschöpft, dass das Frontalhirn abschaltete und die Amygdala jubelte. Endlich konnte das Gehirn dem Stresssystem nachgeben und sich Energie holen: Schokolade.

Ein halbes Jahr später hatte sie es geschafft, ihre Glaubenssätze abzulegen. Eine große Rolle spielten dabei die Glaubenssätze, die sie von ihrer Mutter „geerbt" hatte. Diese wurden immer aufs Neue aktiviert, wenn die Mutter andere Familien für ihr sauberes Heim lobte und hervorhob. Nun gab es eine Haushaltshilfe, die einmal im Monat vorbeikam. Das Haus durfte nach „Leben" aussehen und musste nicht dem Vorbild eines Möbelhaus-Katalogs entsprechen. Sie hatte Zeit für sich. Nicht so viel, wie sie sich wünschen würde, aber immerhin. Und trotzdem darf sie eine gute Mutter und tolle Hausfrau sein.

→ Fokussieren

Analysieren Sie Ihre Selbstgespräche und suchen Sie dabei nach Glaubenssätzen und Bewertungen. Glaubenssätze sind die Botschaften, die zwischen den Zeilen stecken.

Hier ist unser Beispiel.

„Du bist so dämlich. Du hast dir vorgenommen, heute nichts zu naschen. Und jetzt sitzt du hier am Sofa und hast schon wieder die ganze Packung Kekse aufgegessen. Warum bist du eigentlich so dumm? Du hättest dich nur zusammenreißen müssen. Aber nein, stattdessen bist du immer erst im Nachhinein schlauer. Du bekommst es einfach nicht hin."

Folgende Formulierungen können dabei helfen, Glaubenssätze zu identifizieren:

- *Immer wenn ich …*
- *Wenn meine Essanfälle nicht aufhören, dann …*
- *Fehler zu machen bedeutet, dass ich …*
- *Wenn ich andere verletze, dann …*
- *Wenn ich nicht 120 % leiste, dann …*
- *Wenn ich mir mehr Zeit für mich nehme, dann …*
- *Jedes Mal, wenn ich …*
- *Ich bin immer …*
- *Ich bin …*
- *Ich kann nicht …*
- *Wenn ich nicht, dann werde ich …*
- *Ich muss …*
- *Alle anderen …*
- *Wer … ist …*

Eventueller Glaubenssatz: Wer genug Disziplin hat, kann Essanfällen vorbeugen. Ich bin ein undisziplinierter Mensch.

→ Integration

Spüren Sie in sich hinein, wie sich dieser Glaubenssatz anfühlt. Fühlt er sich gut an, dürfen Sie ihn behalten. Fühlt er sich schlecht an, kommt er auf die „Löschen"-Liste. Machen Sie sich bewusst, dass dieser Glaubenssatz ausgedient hat. Sie wissen, woher Essanfälle wirklich kommen.

→ Modellieren

Führen Sie eine Liste, auf der Sie alle Glaubenssätze auflisten, die Ihnen unterkommen.

Für Glaubenssätze gibt es eine Kurzzeit-Intervention für die ad-hoc Anwendung und eine Langzeit-Strategie.

Langzeit-Strategie: Um Glaubenssätze nachhaltig aufzulösen, ist einiges an aktiver Arbeit von Ihnen gefordert. Ich rate Ihnen, eine Liste mit Glaubenssätzen zu führen, die es wert sind, gelöscht zu werden. Sortieren Sie die Glaubenssätze nach Themengebieten wie Diätmentalität, Selbstwert usw. Um Glaubenssätze loszuwerden, gibt es viele mögliche Strategien, wobei es nicht „die eine" Strategie gibt. Es sind vielmehr verschiedene Impulse, die dazu führen, dass sich Ihr Schalter umlegt.

Eine Methode stelle ich Ihnen hier stellvertretend vor: Sie können einzelne Glaubenssätze nehmen und diese hinterfragen, zum Beispiel mit der „Kinderlogik-Methode". Kinder haben eine Phase, in der sie so ziemlich alles hinterfragen. Das ist wichtig und meinungsbildend. Viele Sätze, die für Kinder nicht logisch erscheinen würden, dürfen Sie daher getrost genauso hinterfragen. Dabei sagen Kinder immer: Warum? Warum? Warum? Warum? Kinder hören nicht auf zu fragen, bis etwas logisch erscheint. Andernfalls glauben sie es nicht wirklich. Gehen Sie auf diese Weise vor und stellen Sie sich folgende Fragen, die einen Raum und damit neue Sichtweisen öffnen können.

Glaubenssatz: Wer genug Disziplin hat, kann Essanfällen vorbeugen. Ich bin ein undisziplinierter Mensch.

- Ist das wirklich so? Zu 100 %? Würden Sie Ihre Hand dafür ins Feuer legen? *Ganz so sicher bin ich mir da nicht. (→ Raum geöffnet für Zweifel)*
- Gibt es „Beweise", die dafürsprechen? Welche? *Bei XY klappt das auch! (Weiter mit Punkt 1: Ist das wirklich so?)*
- Gibt es „Beweise", die dagegensprechen? Welche? *Bei XY klappt es auch nicht. Dabei ist sie im Beruf erfolgreich, d.h. sie müsste eigentlich ein disziplinierter Mensch sein. Hmm …*

- Gibt es Ausnahmen in Ihren eigenen Erfahrungen, in Ihrem Umfeld? *Letztens konnte ich einen Essanfall verhindern. Vielleicht liegt es nicht allein an meiner Disziplin.*

Wichtige Elemente hierbei sind Ihre Intuition und Ihr Körpergefühl. Wenn Sie eine Begründung finden, spüren Sie mal, wie sich diese anfühlt? Ähnlich wie bei der Entscheidung „Bleibe ich heute Abend zu Hause oder gehe ich zum Sport" haben Sie meist ein Bauchgefühl. Genau dieses benötigen Sie hier auch.

Auch Affirmationen, also bestärkende Sätze oder Aussagen, sind hilfreich. Es gibt eigene Podcasts, die nur aus Affirmationen bestehen. Auch in meinem kostenlosen Podcast finden Sie einige Affirmationen. Wie immer sind aber all diese Strategien nur ein Baustein des großen Ganzen! Je vielfältiger Sie vorgehen, desto eher stellt sich der „Klick"-Moment ein.

Kurzzeit-Intervention: Soeben haben wir darüber gesprochen, wie man Glaubenssätze langfristig hinterfragen und auflösen kann. Natürlich erleben Sie aber Situationen, in denen ein Glaubenssatz plötzlich auftaucht. Wenn das der Fall ist, dann ist die Methode des „Gedanken-Stop" hilfreich. Dabei durchbrechen Sie das Gedankenkreisen und verhindern dadurch, dass Sie sich immer mehr in negativen Gedanken verwickeln.

Wenn Sie beispielsweise nach dem Essen plötzlich Gedanken haben wie „Das hätte ich nicht essen sollen. Jetzt nehme ich zu!", nehmen Sie den Gedanken ganz bewusst wahr. Nehmen Sie auch wahr, wie beengend sich dieser Gedanke anfühlt und dann formulieren Sie innerlich ihr „Stop" und wiederholen Sie eine Affirmation oder einen neutralen/positiven Gedanken wie „Das ist die Diätmentalität. Es ist okay, diese Speise zu essen".

Raum für Notizen

IHR STRATEGIE-INVENTAR

Wenn Sie emotionsregulierendes Essen praktizieren, dann leiden Sie wahrscheinlich an einem Ungleichgewicht in Ihrem (mentalen) Energiehaushalt. Sie geben mehr Energie für Haushalt, Arbeit, Leistung, Familie ab, als Sie wieder reinbekommen.

Ständiges Grübeln oder das schlechte Gewissen sind Anzeichen für innere Anspannung. Spannung äußert sich auch gerne in einer Art inneren Unruhe: Getriebenheit, immer etwas tun müssen, nicht stillsitzen können, die Beine zappeln. Stresshormone sorgen dafür, dass man nicht ruhig sitzen kann. Wie denn auch, wenn das Programm im Körper lautet: kämpfen oder flüchten. Daher rate ich Ihnen jedenfalls, sanfte Bewegung (die Spaß macht!) in den Alltag zu integrieren, um diese Unruhe abzubauen. Das wird für viele bereits *vor* der hier beschriebenen Übung wichtig sein, um sich auf sie einlassen zu können.

Auch das Leben in Extremen ist ein Hinweis auf genau das Phänomen. Wir sind so abgestumpft von den ganzen Reizen, die auf uns einwirken, dass wir einfach noch intensivere Reize benötigen, um uns zu spüren. Einfach ausgedrückt: Wir spüren unsere Emotionen nicht oder können Sie nicht deuten.

Um das Ungleichgewicht zu beseitigen, ist es ratsam, Aktivitäten in den Alltag zu integrieren, die Spannung abbauen und Entspannung fördern.

→ Übung

In dieser Übung fertigen Sie eine Sammlung all der Aktivitäten an, von denen Sie wissen, dass diese Ihnen guttun. Schreiben Sie wirklich alles auf. Wir werden diese Liste später für eine Übung benötigen (s. S. 134 f.).

Folgende Fragen könnten hilfreich sein

- *Früher habe ich immer, …*
- *Es tut mir gut, wenn ich …*
- *Ich fühle mich wohl, wenn ich (konkrete Tätigkeit/Situation) ..*
- *Es hat mir gutgetan, wenn ich früher, …*
- *Ich werde innerlich ruhiger, wenn ich …*
- *Wenn mein Tag plötzlich drei Stunden mehr hätte, dann würde ich ….*
- *Für was hätte ich gerne mehr Freizeit im Alltag?*
- *Welche Aktivitäten holen mich „herunter"?*
- *Was bedeutet Wellness und Me-Time für mich?*
- *Wo kann ich so richtig gut abschalten?*
- *Wie schalten andere gut ab?*

Sammeln Sie dabei einfach alles, was Ihnen einfällt. Sobald Sie Ihre Liste haben, geht es ans Sortieren. Anbei finden Sie eine Auflistung der fünf Sinne. Ordnen Sie Ihre Aktivitäten und Dinge, zu. Jeder Sinn sollte besetzt sein.

Ohren: *Musik/Podcast hören, Naturgeräusche, Stille*
Nase: *Düfte*
Körper: *Badewanne, kreativ tätig sein: tanzen, malen, stricken, töpfern, etwas Erschaffen und oder etwas Fühlen, Yogaübungen, Atemraum, Meditation, Selbstfindung*
Mund: *Mit jemandem sprechen/telefonieren*
Augen: *Bilder, Natur, Fotografie, Bücher lesen, Journaling*

In Ihrer Liste sollten sich aktive sowie passive Methoden befinden. Aktiv bedeutet, dass Sie oder Ihr Körper aktiv etwas tun (z. B. Bewegung). Passiv bedeutet, dass Sie sich erholen und/oder Geistiges tun (z. B. ein Buch lesen, Journaling).

Wenn wir mehr von den Dingen tun, die uns glücklich machen, dann fühlen wir uns besser.

„Ich habe eine Familie und kann nicht anders!“, werden jetzt einige innerlich aufschreien. Oh doch, Sie können! Sie erlauben es sich nur nicht. Egal ob Sie ein Baby oder drei Kinder haben: Sie können und dürfen sich eine Auszeit gönnen. Denken Sie an Extremsituationen: Wenn Sie im Krankenhaus landen, auf Kur fahren, eine Fortbildung besuchen oder einen wichtigen beruflichen Termin haben – da geht es doch auch, oder? Warum immer nur in Extremsituationen? Warum nicht einfach aus dem ebenso wichtigen Grund Selbstfürsorge?

Achten Sie bitte auch darauf, ob Ihre Energiegeber wirklich Energiegeber sind oder ob diese wieder mit Leistung verbunden sind. Laufen und Crossfit sind Energiegeber, aber beides adressiert Leistung. Wenn an dieser Stelle Ihr „Erwischt“-Alarm läutet, suchen Sie sich (zusätzlich) Bereiche oder Hobbies, die Ihnen genausoviel Spaß machen, bei denen Sie aber keine Leistung bringen müssen, sondern einfach nur um des Hobbys willen dabei sind. Alternativ legen Sie hin und wieder das Leistungsziel beiseite.

Eine Klientin von mir stand ständig unter Strom, weil sie der Meinung war, immer 150 % im Job geben zu müssen. Es war für Sie ein Unding, nur 100 % zu geben. Deshalb betreibt sie auch Hobbies wie leistungsbezogenes Crossfit oder Marathonlaufen. Das hat sie bis zum heutigen Tag auch nicht abgelegt, aber sie lernte zu verstehen, dass 110 % reichen (Ziele skalieren, statt alles oder nichts). Sie lernte, sich von ihren hohen Ansprüchen und von ihrem fordernden Chef abzugrenzen, indem Sie sich aktiv „Stop“ sagte und sich gedanklich für ein paar Minuten an ihren sicheren Ort zurück zog. Sie lernte auch, einfach mal laufen zu gehen, ohne die Zeit zu erfassen. Kleine Schritte, die zu Großem führen können.

Falls Ihnen erst einmal nichts einfällt, verzweifeln Sie nicht. Das erlebe ich sehr häufig!

Wenn das der Fall ist, gehen Sie z.B. die Aktivitätenlisten von Sportuniversitäten, Vereinen der örtlichen Fachhochschule oder ähnlichen Institutionen durch. Sie müssen die Kurse nicht buchen, Sie sollen Ihnen lediglich einen Überblick über Möglichkeiten verschaffen, die es gibt.

Achten Sie bitte darauf, ob Ihre Energiegeber wirklich Energiegeber sind oder ob diese wieder mit Leistung verbunden sind.

Integrieren Sie sowohl aktive als auch passive Interventionen in Ihren Alltag. Mit Alltag meine ich idealerweise täglich oder mehrmals die Woche.

SELBSTFÜRSORGE

Fürsorge, das können viele von uns gut. Wir sorgen für unseren geliebten Hund, bekochen unseren Mann oder unsere Frau, kümmern uns um die Kids und den Garten. Vielleicht sogar um den Verein oder unsere SchülerInnen.

Haben Sie sich schon jemals die Frage gestellt, warum Sie nicht für sich selbst sorgen?

Wann haben Sie das letzte Mal ein Jausenbrot für sich anstatt nur für die Anderen hergerichtet? Wann haben Sie das letzte Mal „Stop!“ gesagt, weil Ihrem Kind oder Ihrer Freundin Ungerechtigkeit widerfahren ist – und wann für sich selbst?

Machen Sie sich eine Liste an kleinen und großen Dingen, die Sie für andere getan haben:

Beispiele:

- *Schuljause einpacken für Kinder*
- *Mit dem Hund Gassi gehen*
- *Das Haus für die Familie putzen*
- *Den Esstisch für ein Abendessen mit Freunden schön dekoriert*
- *Blumen auf den Tisch gestellt, damit das Wohnzimmer heimelig aussieht*
- *Der Tochter ein Bad eingelassen*
- *Für eine Freundin etwas recherchiert*

Wir sorgen für die Menschen, die uns wichtig sind, die uns etwas bedeuten. Wenn Sie das emotionsregulierende Essverhalten ablegen möchten, dann dürfen Sie spätestens jetzt damit beginnen, auch für sich selbst zu sorgen. Für sich selbst zu sorgen ist das Mindestniveau, die Basis von allem. Das betrifft auch Ihren Körper. Sie müssen ihn nicht lieben. Beginnen Sie ihn fürs erste einmal damit, ihn nicht ständig abzuwerten und schlecht zu machen. Damit schaffen Sie die Basis, sich auch um Ihren Körper kümmern zu *wollen*. Haben Sie sich jemals um etwas gekümmert, was Sie abwerten? Ich denke nicht …

Nehmen Sie sich die Liste, die sie soeben verfasst haben und leiten Sie daraus etwas für sich ab:

- *Richten Sie sich Ihren Esstisch auch als alleinstehende Person schön her*
- *Kaufen Sie Blumen nur für sich*
- *Richten Sie Ihr Essen schön an*
- *Drehen Sie Musik an, zünden Sie Kerzen an, auch wenn Sie alleine essen*
- *Bereiten Sie sich nur für sich Ihren Lieblingsaufstrich selbst zu*
- *Richten Sie sich eine Jause her*

Emotionsregulierendes Essverhalten hat mit emotionaler Befriedigung zu tun. Schaffen Sie sich ein Umfeld, das Sie emotional befriedigt! In Ihrem Heim, in Ihrem Verhalten, in dem, was Sie umgibt: Bücher, Instagram-Profile, Facebook-Gruppen, Freunde.

SELBSTMITGEFÜHL & SPIEGELNEURONEN[79]

Eine empathische Beziehung äußert sich bei Personen, die sich nahestehen, nicht nur in der Sprache, sondern auch im Mitgefühl und im Körperkontakt. Unser Gehirn hat sogar eigene Nervenzellen, die uns genau das ermöglichen: Spiegelneuronen. Sehen wir, dass sich eine andere Person in den Finger schneidet, „fühlen" wir automatisch mit. Spiegelneuronen sind auch dafür verantwortlich, dass wir von einem Lächeln oder der schlechten Stimmung anderer „angesteckt" werden.

Im Kontakt mit anderen Menschen helfen uns Spiegelneuronen also, Mitgefühl für andere zu empfinden und auf sie einzugehen. Berührungen sind der einfachste Ausdruck von Mitgefühl. Unsere beste Freundin, unser Kind, unseren Partner, all diese Menschen um uns herum beschenken wir mit der liebevollen Geste der fürsorglichen Berührung. Eine wunderschöne und häufig unterschätzte Geste, deren Auswirkungen kaum in Worte zu fassen sind. Was haben Sie gefühlt, als Sie das letzte Mal von einer geliebten Person umarmt wurden oder die Umarmung selbst initiiert haben?

Beziehung findet aber nicht nur im Kontakt mit anderen Menschen statt, sondern auch im Kontakt mit sich selbst. Wie wäre es, wenn Sie bei einer Selbstberührung ähnlich empfinden könnten? Sich das Mitgefühl und die Fürsorge auch selbst geben könnten? Anknüpfend an die Übung

„positive Selbstgespräche" (s. S. 118 ff.) können Sie einen Schritt weiter gehen.

→ Übung

Nehmen Sie eine aufrechte Körperhaltung ein und, wenn es angenehm ist, schließen Sie dabei die Augen. Nehmen Sie drei tiefe Atemzüge, um sich auf die Übung einzustellen. Lenken Sie Ihre Aufmerksamkeit für ein paar Minuten auf Ihre Atmung. Beobachten Sie einfach nur die Atmung, ohne etwas zu verändern. Spüren Sie den Atemfluss im Körper. Danach nehmen Sie eine Hand und legen Sie auf die Stelle im Brustbereich, unter der sich das Herz befindet. Richten Sie Ihre volle Aufmerksamkeit auf diese Berührung. Spüren Sie die Berührung auf der Hand und dann im Brustbereich. Und nehmen Sie wahr, was diese Berührung in Ihnen auslöst. Verweilen Sie 5 bis 10 Minuten in dieser Haltung, in der Sie sich nur auf die Berührung fokussieren. Schließen Sie die Übung dann mit drei Atemzügen ab.

Schritt 3: Das Fass leeren & Notfallstrategien

Sie haben nun eine Menge an Übungen und Techniken kennengelernt, um einen neutraleren, liebevolleren Umgang mit sich selbst zu pflegen und besser für sich zu sorgen. Diese Techniken transferieren wir nun in ganz konkrete Situationen. Außerdem haben Sie einige Übungen durchgeführt, um mehr Zugang zu Ihren Emotionen zu erhalten.

All das hilft Ihnen dabei, mit Ihren Essanfällen umzugehen. Wir werden alle Übungen auf Ihre konkreten Essdrang-Tage umlegen.

ESSTAGE ANALYSIEREN

Wenn Sie keine konkreten Essauslöser haben, Essauslöser kennenlernen möchten oder typische Esstage hatten, dann können Sie folgende Übung durchführen, um Licht ins Dunkel zu bringen. Die Übung dient dazu, ihre Essauslöser besser kennenzulernen, um für zukünftige Situationen vorbereitet zu sein und Essanfällen vorzubeugen.

Bereiten Sie sich ein paar A5-Zettel, eine Schere, Notizzettel, eine Schnur, das Strategie-Inventar (s. S. 126 ff.), Klebeband und Stifte vor.

→ Fokussieren

Schließen Sie kurz die Augen und spulen Sie Ihren Tag in Ihrem Kopf noch einmal ab. Dabei suchen wir zunächst nach Situationen, die heute mit Unzufriedenheit zu tun hatten oder in denen ein Essdrang vorhanden war. Das kann eine Unzufriedenheit aus dem Kopf heraus sein (Die Aussage XY war gemein, Diskussion mit dem Partner etc.) oder aber auch eine Unzufriedenheit, die sich emotional äußert. Das fühlt sich an wie „Es fehlt etwas", „Ich bin nicht ganz rund" o.ä.

Bei jeder Situation, die Ihnen einfällt, führen Sie nun folgende Übung durch:

Beobachten Sie Ihre mit der jeweiligen Situation verbundenen Gedanken, Körperempfindungen und Emotionen. Nehmen Sie dazu zunächst alles wahr, was Ihnen in der konkreten Situation durch den Kopf geht. Wie bei einer Netflix-Mediathek können Sie alle Themen, die gerade da sind, bewusst wahrnehmen. Danach nehmen Sie wahr, welche Emotionen vorhanden sind (Müdigkeit, Langeweile,

Ärger, ...). Auch der Körper kann mit voller Aufmerksamkeit erkundet werden: Gibt es ein Zwicken, ein Grummeln? Nehmen Sie einen Druck oder eine Weite wahr?

Notieren Sie alles auf den bereitgelegten Zetteln. Notieren Sie pro Zettel nur eine Situation mit den dazugehörigen Gedanken und Emotionen und legen Sie die Zettel in der Reihenfolge ihres zeitlichen Vorkommens auf. Verbinden Sie alle Zettel in chronologischer Reihenfolge mit Schnur oder Klebeband.

KETTENMODELL (ADAPTIERT VON KRISTELLER)

Sammeln Sie mehrere Kettenmodelle aus Ihrem Alltag

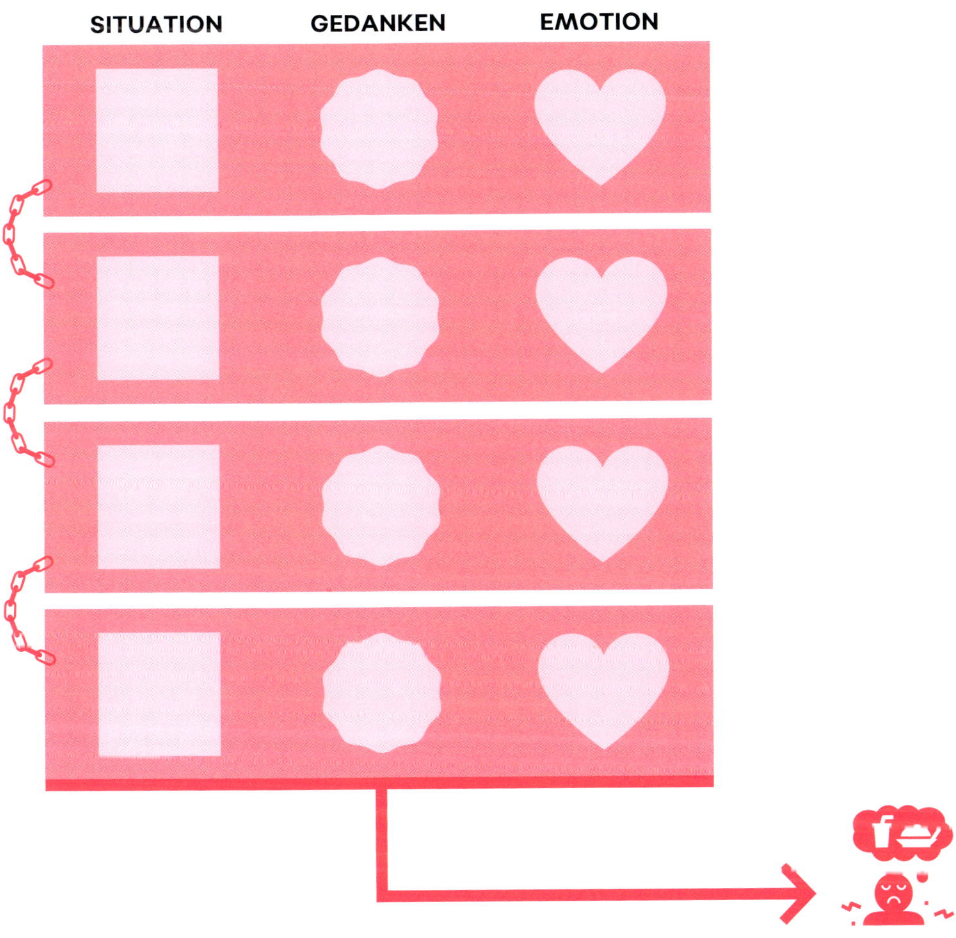

→ Integrieren

Wenn Sie alle Situationen aufgeschrieben haben, werfen Sie einen Blick auf die Zettel. Nehmen Sie sich einen bunten Stift in die Hand und markieren Sie sich alle Gedanken, die mit Unzufriedenheit zu tun haben. Mit einer anderen Farbe markieren Sie alle Gefühle. Achten Sie dabei auf alle Punkte, die mit Unzufriedenheit oder Emotionen zu tun haben: keine Zeit für Essen, Unruhe, Ärger über KollegInnen, Yogaeinheiten, die ausgefallen sind usw.

All diese Situationen sind durch die Schnur verbunden. Am Ende des Tages war vermutlich der Essdrang am höchsten oder am stärksten. Der Essdrang ist das Produkt all der aufgestauten Emotionen.

→ Modellieren

Sehen Sie sich Ihre Situationen an und prüfen Sie: An welcher Stelle, nach welcher Situation könnten Sie eine Intervention (energiegebende Aktivität) setzen, um den restlichen Tag zu verändern? Welche Intervention könnte das sein? Schneiden Sie die Schnur durch und ergänzen Sie mit einem Notizzettel eine Ihrer Interventionen. Manchmal benötigt es auch ganze Interventionsketten aus einer Mischung zwischen aktiv und passiv und eine Mischung aus verschiedenen Sinnen. Seien Sie kreativ! Ihre Intervention kann die Korrektur von Glaubenssätzen oder Bewertungen sein, sich Zeit für das Mittagessen zu nehmen oder auch eine Yogaeinheit oder ein Spaziergang.

Denken Sie an all die Übungen, die Sie kennengelernt haben: Affirmationen, Selbstberührung, Glaubenssätze, Spannungskurve checken.

Diese Interventionen lassen sich auch auf Ihre einzelnen Essauslöser anwenden. Wenn der Essdrang zum Beispiel abends am Sofa besonders stark ist, überlegen Sie sich immer die folgenden beiden Punkte:

- Wie war mein Tag?
- Was hat mir gefehlt?
- Wo hätte ich heute was für mich tun können? Ergänzen Sie diese Aktivitäten/Tools/Interventionen präventiv für die nächsten Tage!
- In der Situation: Wenden Sie Ihre Interventionskette an.

Für den nächsten Tag, für die nächsten ähnlichen Situationen können Sie Ihre Interventionskette prüfen und sich so nach vorne arbeiten. Finden Sie heraus, was für Sie hilfreich ist und wirkt.

Raum für Notizen

Folgendes ist äußerst wichtig: Gerade am Anfang oder bei bestimmten Essauslösern kann es sein, dass der Essdrang durch die Interventionskette nicht verschwindet. Das ist normal. Sie beginnen ja gerade erst damit, sich Ihre persönlichen Interventionen zurechtzulegen. Außerdem tasten Sie sich gerade erst an Ihre Spannungskurve heran. Das alles braucht Übung. Absolvieren Sie Ihre Interventionskette – und wenn der Essdrang noch immer da ist, erlauben Sie sich Ihr comfort food. Vermeiden Sie Zügelung und Verbote, sonst wird der Essdrang schlimmer.

ESSAUSLÖSER IDENTIFIZIEREN

Kennen Sie (noch andere) Essauslöser? Wenn ja, dann schreiben Sie die Trigger, die Sie kennen, im nächsten Schritt auf. Die Essauslöser teilen Sie nun in zwei Kategorien ein: situative Trigger & emotionale Trigger.

Situative Trigger sind Trigger, die sich eher durch Gelegenheiten oder, wie der Name schon sagt, Situationen ergeben. Sie hätten vielleicht gerade gar nicht an Essen gedacht. Die Gelegenheit aber führt zum Essdrang.

Ein paar Beispiele:

- *Geburtstagskuchen einer Arbeitskollegin*
- *Kinobesuch*
- *Geruch einer Bäckerei*
- *Vorhandensein von Süßem*
- *Angebote*
- *Trinken von Alkohol*

Emotionale Trigger sind Trigger, die aus einem emotionalen Bedürfnis heraus entstehen. Es ist ein innerer Drang ohne offensichtliche äußere Einflüsse.

Ein paar Beispiele:

- *Traurigkeit*
- *Ärger*
- *Scham*
- *Stress*
- *Langeweile*

Sehen Sie sich Ihre Trigger genau an und verfahren Sie so wie bei Punkt „Modellieren" (s. S. 136). Wenn Sie Ihre Essauslöser erst einmal kennen, können Sie in entsprechenden Situationen sofort Strategien einsetzen.

IM NOTFALL: UMGANG MIT CRAVING

Die vorherigen Übungen dienen dazu, dass Sie Essdrang langfristig vorbeugen und ablegen können. Ich kann mir vorstellen, wie Sie dieses Buch in Ihren Händen halten und sich folgende Frage stellen: „Was kann ich bei akutem Essdrang (Craving) direkt in der Situation tun?" Die Antwort ist: Achtsamkeitsübungen sind ein wertvolles Instrument, um genau das zu tun.

Der Begriff der Achtsamkeit leitet sich von den Begriffen *sati* (Sprache: Pali aus dem Theravāda Buddhismus) und *smrti* (Sprache: Sanksrit aus dem Hinduismus) ab und steht für „sich erinnern". Im buddhistischen Sinne bedeutet Achtsamkeit: „Im Zustand der Achtsamkeit arbeitet das Gedächtnis".[80] **Das deutet also darauf hin, dass Achtsamkeit keine „Entspannungsübung", sondern eigentlich Arbeit ist, bei der die volle Aufmerksamkeit auf dem liegt, was gerade passiert, ohne etwas verändern, beurteilen oder beeinflussen zu müssen.**

Wenn Gedanken oder Emotionen aufkommen, tendieren wir dazu, ihnen zu folgen. Unsere Aufmerksamkeit jagt den Gedanken nach. Unsere Aufmerksamkeit ist wie ein Hund, der das Gassigehen genießt, während er neben seinem Herrchen herläuft und neue Eindrücke aufnimmt, als plötzlich ein Feldhase in das Blickfeld des Hundes gerät. Kaum eine Sekunde vergeht, da ist die Neugier entfacht und der Hund beginnt zu laufen. Alle Bemühungen, um den Hund zurückzurufen, scheitern. Was bleibt, ist eine Leine in der Hand und der Anblick, wie der Hund davonrauscht. Machtlosigkeit. Der Hund, der für unsere Aufmerksamkeit steht, läuft und läuft, wittert eine neue Spur, so lange, bis er die Spur verliert und aufblickt. Er findet sich in einer neuen Umgebung wieder, hat keine Ahnung, wie er hierhergekommen ist.

Statt sich von Emotionen und Gedanken mitreißen zu lassen, werden diese in Achtsamkeitsübungen quasi „aus der Vogelperspektive betrachtet und beobachtet". Dadurch entsteht eine emotionale Distanz, die beim direkten Erleben der Emotion nicht vorhanden ist. Diese Distanz hilft dabei, einen kühlen Kopf zu bewahren, Dinge anzunehmen („Ich hatte gerade einen *Essanfall.*" vs. „Du bist so dämlich, du hattest einen *Essanfall*, du bist eine Versagerin!"), aus ihnen zu lernen und sie weiterziehen zu lassen.

Sie werden dabei die Erfahrung machen, dass das Spüren von Emotionen wie Traurigkeit oder Ärger mit dieser inneren Distanz und ohne die Bewertung „Oh, es ist so schlimm" gar nicht mehr so schlimm ist.

Cioffi & Holloway testeten Achtsamkeitsübungen bereits 1993 bei Schmerzpatientinnen und konnten feststellen, dass die TeilnehmerInnen der „Achtsamkeitsgruppe" sich am schnellsten vom Schmerz erholten (nach zwei Minuten).[81] Darüber hinaus berichtete die Gruppe danach eher distanzierter/neutraler über den Schmerz: „Ich konnte wahrnehmen, wie sich der Schmerz veränderte und nachließ." Diese Erkenntnisse konnten in neueren Studien[82] repliziert werden. Durch das „sich einlassen" auf stark negative Emotionen (anstatt diese zu verdrängen und z.B. etwas zu essen), flachen diese ab und verlieren ihre Intensität. Diese Technik wird auch *sensory monitoring* oder *sensory focusing* genannt. In der Suchtforschung hat diese Technik eine enorme Bedeutung. Gerade auch im Umgang mit Heißhungeranfällen, starkem Craving oder starken Emotionen zeigen sich tolle Effekte.

Urge surfing

Mit der Technik des *urge surfing* lernen Sie, mittels *sensory focusing*, sich dem Essdrang zuzuwenden, anstatt vor ihm davonzulaufen oder sich Ihren Impulsen hinzugeben. Die Technik, die ihren Ursprung in der Suchtforschung hat, unterstützt Sie gleich auf mehrere verschiedene Arten.

Zunächst bietet sie eine perfekte Gelegenheit, aus dem Autopiloten-Programm, in dem Sie sich befinden, auszusteigen. Ein Essanfall ist damit kein typisches Reiz-Reaktions-Verhalten mehr, dem Sie ausgeliefert sind. Zwischen dem Reiz (Trigger wie z.B. Situationen oder Emotionen) und der Reaktion (Essdrang, Überessen) entsteht ein Raum. In diesem

Raum nehmen Sie die Zügel wieder selbst in die Hand. Der Raum bietet Ihnen die Chance, sich selbst wieder wahrzunehmen und einen kühlen Kopf zu erlangen. Auch wenn der Essdrang nach der Übung noch immer vorhanden ist, haben Sie alleine durch die Übung schon Ihren Autopiloten (und damit die Wenn-Dann-Konditionierung) deaktiviert. Das ist ein großer Erfolg.[83] Außerdem bietet die Übung die perfekte Gelegenheit, um die Angst vor dem Essanfall oder Essdrang abzulegen, da Sie in der Übung ausschließlich der neugierige Entdecker sind, der alles erkunden und beobachten möchte.

Darüber hinaus lernen Sie, dass unangenehme Gefühle aushaltbar sind. Mehr sogar: Sie werden merken, dass die Gefühle relativ schnell wieder verschwinden. Als Metapher dient dabei wieder unsere Welle. Die Welle steht für den Essdrang. Eine Welle baut sich langsam auf, bis sie ihren Höhepunkt erreicht und sich dann schnell wieder abbaut. Die intensive Phase dauert dabei nur wenige Minuten. Ähnlich ist es bei einem Essdrang. Er baut sich langsam auf, erreicht dann seinen Höhepunkt. Halten Sie hier ein bisschen durch, nehmen Sie wahr, wie der Essdrang relativ schnell wieder abklingt. Ihre „einzige" Aufgabe ist es, den Essdrang wahrzunehmen. Stellen Sie sich die Frage: „Wie fühlt sich das an? Was genau nehme ich wahr und wo?". Am Anfang wird diese Übung recht schwer sein, aber mit ein wenig Übung werden Sie MeisterIn im Wellenreiten werden.

Führen Sie die Übung gerne mit Ihrer PsychologIn oder PsychotherapeutIn durch, wenn Sie sich damit sicherer fühlen. Rufen Sie für die Trockenübung eine Essdrang-Situation aus den letzten Tagen ab. Später können Sie die Übung auch durchführen, wenn Sie echten Essdrang spüren.

→ Anleitung

Nehmen Sie eine aufrechte Körperhaltung ein und, wenn es angenehm ist, schließen Sie dabei die Augen. Lassen Sie die Essdrang-Situation vor Ihrem geistigen Auge entstehen. Versuchen Sie, alles ganz genau wahrzunehmen. Wo Sie waren. Wer anwesend war. Was davor passiert ist oder danach. Sehen Sie sich die Szene wie in einem Film an und versuchen Sie, sich so gut es geht hineinzuversetzen. Richten Sie Ihre Aufmerksamkeit nun auf den Essdrang. Fokussieren Sie Ihre ganze Wahrnehmung auf das, was Sie wahrnehmen können: Gedanken, Körpergefühl, Emotionen. Der Essdrang wird Ihnen womöglich sehr intensiv vorkommen. Erkunden Sie alles, was Sie wahrnehmen, mit voller Aufmerksamkeit. Geben Sie dem Essdrang die volle Bühne und bleiben Sie in der Haltung des neugierigen Entdeckers. Und dann spüren Sie, wie der Essdrang weniger wird. Wenn der Essdrang wieder gegangen ist, bleiben Sie noch eine Weile sitzen und nehmen Sie ganz bewusst wahr (körperlich, aber auch geistig), dass der Essdrang verschwunden ist. Schenken Sie sich ein Lächeln, sagen Sie einen bestärkenden Satz und schließen Sie die Übung ab. Notieren Sie sich nach der Übung Ihre Erkenntnisse oder Erfahrungen während der Übung.

Für viele Menschen, die ich tagtäglich bei dem Auflösen ihres Essdrangs begleite, sind diese Notfallstrategien äußerst hilfreich. Bei einigen funktionieren sie schon bei der ersten Anwendung. Bei anderen braucht es ein wenig mehr Übung. Verzagen Sie also nicht oder werfen Sie nicht das Handtuch, wenn es nicht gleich beim ersten Mal funktioniert. Das ist völlig normal. Manchmal ist der Essdrang auch einfach zu stark, um gegen ihn anzukommen. Versuchen Sie jede Situation als Übung anzusehen und Sie werden merken, dass es zunehmend leichter wird, dem Essdrang vorzubeugen oder ihn früher zu erkennen. Das Ergebnis (Essdrang abfedern oder nicht) ist weniger wichtig als die Übung an sich.

Stellen Sie sich die Frage: „Wie fühlt sich das an? Was genau nehme ich wahr und wo?“.

Schlusswort

Sie sind an einem wichtigen Punkt angelangt. Sie haben nicht nur viel Wissen, sondern auch ein Inventar an der Hand, das Ihnen helfen wird, Heißhunger und Essdrang abzulegen. Lassen Sie uns kurz einen zusammenfassenden Blick auf die Themen werfen, die wir besprochen haben.

Zu Beginn des Buches haben wir festgestellt, dass Emotionen äußerst wichtig sind, um überhaupt zu essen. Emotionales Essen ist nicht nur normal, sondern lebenswichtig. Das, was viele von uns stört, sind die zwei Arten des unkontrollierten Essens: Essdrang und Heißhunger.

Während Heißhunger dann auftritt, wenn unser Körper nicht genug Energie oder Nahrung bekommt hat, hat Essdrang zwei Ursachen. Da wäre zum Einen unsere Diätkultur (*Diet first*), die dazu führt, dass wir uns Verbote setzen. Verbote, die schlussendlich dazu führen, dass das Verlangen nach den verbotenen Speisen immer weiter steigt. Irgendwann ist die Energie, um dagegen anzukämpfen, erschöpft. In diesem Fall siegt die Lust und damit der Essdrang, der nicht selten zu Überessen führt. Dicht gefolgt von einem schlechten Gewissen und der Planung der nächsten Zügelung oder Diät. Dabei dürfen wir nicht vergessen, dass die Zügelung nicht nur physisch aufritt, indem wir tatsächlich verzichten, sondern schon alleine dadurch, dass wir uns denken, dass gewisse Lebensmittel nicht gesund seien, wir sie nicht essen dürften oder indem wir ständig ein schlechtes Gewissen nach dem Verzehr von gerne als „ungesund“ bezeichneten Lebensmitteln haben. Dennoch klammern sich viele Menschen an das Gefühl, das Diäten vermitteln: Mit dem Abnehmen wird alles anders (was auch immer *anders* sein mag). **Wir beziehen Hoffnung aus der Illusion, die uns die Diät- und Abnehmindustrie vermitteln: Abnehmen ist der Schlüssel zum Glücklich sein und Wohlfühlen.** Und das ist mit Verzicht und Disziplin erreichbar. Ein viel zu vereinfachtes und vor allem falsches Bild von dem, was bei Diäten tatsächlich im Körper und Kopf passiert. Die Wahrheit ist, dass nichts besser wird, dass das Essverhalten mühsamer und verkopfter wird, wir uns bei bestimmten Speisen nicht mehr zurückhalten können und wir so immer mehr von unseren Körpergefühlen, die unser Essverhalten steuern, wegkommen. Gleichzeitig führen Diätpausen zu einem Überschuss an Energie, weshalb man bei Diäten nicht ab-, sondern langfristig zunimmt. Die Zufriedenheit mit dem Körper und mit sich selbst sinkt und das „Wohlfühlen" rückt in immer größere Ferne.

Das zu verstehen und zu verinnerlichen hilft dabei, der Diätkultur den Rücken zu kehren und zurück zu einem intuitiven und achtsamen Essverhalten zu gelangen. Ein Verhalten, bei dem es darum geht, die Gesundheit durch gesundheitsförderliche Verhaltensweisen zu fördern: Sich aktiv dafür zu entscheiden, die Diätkultur hinter sich zu lassen, ein bestärkendes Umfeld zu schaffen, die Körperwahrnehmung zu stärken, *food equality* und *food freedom* zu praktizieren, Bewegung aus Freude wieder neu zu entdecken und sich selbst sowie den Körper zu respektieren.

Die zweite Ursache von Essdrang haben wir als *Binge first*-Typ kennengelernt. Ein Essverhalten, das durch Traumata oder zu viele Belastungen/ Energieräuber wie innere Unzufriedenheit mit sich selbst, Perfektionsdenken, zu starke Selbstkritik, wenig Selbstfürsorge, zu viel Stress oder innere Anspannung, wenig Energiegeber im Alltag (Ressourcen), mangelndem Zugang zu Gefühlen und Emotionen oder etwa mangelnden Möglichkeiten mit Herausforderungen umzugehen, ausgelöst wird. Ein Essverhalten, das wir uns im „Augen zu und durch"-Modus entweder im Laufe der Zeit antrainiert oder als Kinder erlernt haben.

Der Körper gelangt dabei in einen Schiefstand. Dieser Schiefstand führt dazu, dass viel Energie notwendig ist, aber gleichzeitig keine Energie in Form von mentalen Ressourcen, Hobbies, Aktivitäten, Selbstfürsorge oder *me-time* reinkommt. Dabei gerät der Körper unter Stress und er schaltet auf die einzige Möglichkeit um, um mit allem zurechtzukommen: Essdrang.

Essen hilft dabei, sich besser zu fühlen, Energie zu tanken, Glückshormone auszuschütten, Spannung abzubauen, sich zu entspannen und Reserven anzulegen. Damit gelingt es, sich zumindest kurzfristig besser zu fühlen. Mit dem „Augen zu und durch"-Modus haben wir gelernt, das Ungleichgewicht gar nicht mehr wahrzunehmen, Belastungen zu verdrängen und nicht mehr zu spüren. Ein Überlebensinstinkt, wenn man so möchte, der tatsächlich funktioniert. Der jedoch auf der anderen Seite zu einem Leidensdruck führt, weil wir das Gefühl haben, dass wir keine Kontrolle über unser Essverhalten haben. Ganz davon abgesehen, dass eine Gewichtszunahme oft die Folge ist. Etwas, das in unserer Diätkultur noch mehr zur Belastung wird und nicht selten wiederum in Diäten mündet. In der Folge entwickeln sich viele von uns zu Mischtypen, die Essdrang aufgrund von Diäten und Essdrang aufgrund emotionaler Belastungen haben, die sie wiederum versuchen mit Diäten zu bekämpfen. Ein Kreislauf, aus dem der Ausstieg immer schwerer wird.

Das Prinzip „Augen zu und durch", „keine Emotionen wahrnehmen" oder „Emotionen verdrängen" führt nur dazu, dass die innere Spannung schlimmer wird. Nicht selten kehren Emotionen und negative Gedanken, die verdrängt werden, wie ein Boomerang zurück. Um den Binge-first-Essdrang abzulegen, ist es daher wichtig, dass wir uns wieder damit beschäftigen, wie es uns geht und was wir brauchen. Wir dürfen wieder lernen, dass alle Emotionen wichtig sind und uns viele Informationen liefern, uns damit beschützen und leiten. Dass wir lernen, Emotionen zu spüren, sie zuzulassen und Strategien finden, mit ihnen umzugehen. Wenn wir uns mit Emotionen beschäftigen, dann führt uns das zwangsläufig zu der Frage, wodurch sie ausgelöst werden. In diesem Zusammenhang haben wir einen Blick auf negative Selbstgespräche, innere Spannung oder auf Glaubenssätze geworfen, die wir unter die Lupe nehmen dürfen und müssen, wenn wir den Essdrang langfristig loswerden wollen.

Schlussendlich haben Sie einige Tools kennengelernt, die Ihnen dabei helfen, sich mit Ihren Emotionen auseinanderzusetzen und mit ihnen umzugehen, sowie an der Ursache anzusetzen, sodass das körpereigene Programm „Essdrang" überhaupt erst gar nicht mehr notwendig ist.

Ihr ganz persönlicher Prozess endet hier nicht, sondern geht weiter. Sie werden verschiedene Stadien durchlaufen. Am Anfang wird es besonders schwierig sein, aber mit der Zeit wird es einfacher, Routine stellt sich ein. Es wird bergauf gehen, mal stagnieren, mal bergab gehen und dann wieder bergauf. Betrachten Sie Rückschläge oder Momente, „in denen das alles nicht funktioniert", als das, was sie sind: Helfer. Je mehr Helfermomente Sie sammeln, desto mehr können Sie über sich und das, was Sie wirklich brauchen, lernen.

Mit diesem Bild möchte ich Ihnen noch einmal ganz viel Motivation und Kraft senden und Ihnen danken. Dafür, dass Sie dieses Buch gelesen haben und dass Sie VerfechterIn und AnhängerIn eines gewichtsinklusiven Gesundheitsansatzes geworden sind. Teilen Sie Ihr Wissen, geben Sie weiter, was Sie gelesen haben, und helfen Sie dabei, dass die Diätkultur immer mehr an Macht verliert, Diskriminierung von mehrgewichtigen Personen aufhört, Emotionen und Bedürfnisse wieder den Stellenwert bekommen, der ihnen zusteht und wir uns alle gemeinsam um das kümmern können, was als höchstes Gut anzusehen ist: Unsere mentale und körperliche Gesundheit, nicht das Körpergewicht.

Danke

Du wirst es verstehn.
Lausche mit dem Herz,
Dann wirst du verstehn.
Lass den Weg dir weisen,
Von den Wellen,
Die vergehen.

Lausche mit dem Herz,
Dann wirst du verstehn.

aus „Lausche deinem Herz“ von Disney's Pocahontas

Für dich.
Du, die mir diese Worte immer wieder vorgetragen hat, sodass sie zu meinem Mantra wurden und ich dadurch lernen konnte, an mich zu glauben.
Danke, dass du mich immer unterstützt, hinter mir stehst und mich ermutigst, meinen eigenen Weg zu gehen.
Danke, Mum!

Anmerkungen

1 * Bei dem Begriff handelt es sich um eine Bezeichnung, die einen Körperzustand ausschließlich aufgrund der Optik als krankheitswertig einstuft. Dies ist weder medizinisch noch wissenschaftlich haltbar und daher diskriminierend. Der Begriff wird aus diesem Grund entweder zensiert bzw. wird im Buch auf den Begriff Mehrgewicht zurückgegriffen.
2 Cardi, Leppanen & Treasure (2015)
3 Stavemann (2014)
4 Ebenda.
5 Leehr, Krohmer, Schag, Dresler, Zipfel & Giel (2015)
6 Laghi, Bianchi, Pompili, Lonigro, Baiocco (2018)
7 Adriaanse, de Ridder & Evers (2011)
8 *Anorexie* bezeichnet den Zustand der Appetitlosigkeit, wohingegen *Anorexia Nervosa* der Fachbegriff für Magersucht ist.
9 Elmadfa (2019)
10 Sominsky & Spencer (2014)
11 Elmadfa (2019)
12 Pudel & Westenhöfer (1998)
13 Langhans (2010)
14 Urbszat, Herman, & Polivy (2002)
15 International Classification of diseases (ICD 11)
16 Diagnostic and Statistical Manual of Mental Disorders (DSM 5)
17 International Classification of diseases (ICD 11) und Diagnostic and Statistical Manual of Mental Disorders (DSM 5)
18 Oerter & Montada (2002)
19 Urbszat, Herman, & Polivy (2002)
20 Pudel & Westenhöfer (1998)
21 Peters, Kubera, Hubold & Langemann (2011)
22 Ebenda.
23 Dulloo, Jacquet & Montani (2002)
24 Peters, Kubera, Hubold & Langemann (2011)
25 Adriaanse, de Ridder & Evers (2011)
26 Dulloo, Jacquet & Montani (2002)

27 Ebenda.
28 Müller, Bosy-Westphal & Heymsfield (2010)
29 Pudel & Westenhöfer (1998)
30 Keys, Brozek, Henshel, Mickelson & Taylor
31 Adriaanse, de Ridder & Evers (2011)
32 Hofmann, Luhmann, Fisher, Vohs & Baumeister (2012)
33 Fay & Finlayson (2010)
34 Pudel & Westenhöfer (1998)
35 Stanton-Fay & Finlayson (2010)
36 Tylka, Annunziato, Burgard, Danielsdottir, Shumanm, Davis & Calogero (2014)
37 Bruce & Ricciardelli (2015)
38 Burnette & Mazzeo (2020)
39 Linardon, Tylka & Fuller-Tyszkiewicz (2021)
40 Pudel & Westenhöfer (1998)
41 Wilkinson & Brunstrom (2016)
42 Ebenda.
43 Brondel, Romer, Van Wymelbeke, Pineau, Hanus & Rigoud (2009)
44 Tylka, Annunziato, Burgard, Danielsdottir, Shuman, Davis & Calogero (2014)
45 Macht, Roth & Ellgring (2002)
46 Ebenda.
47 Ebenda.
48 Kaluza (2008)
49 Sominsky & Spencer (2014)
50 Peters, Kubera, Hubold & Langemann (2011)
51 Ebenda.
52 Ebenda.
53 Sominsky & Spencer (2014)
54 Raspopow, Abizaid, Matheson & Anisman (2010)
55 Geliebter, Ladell, Logan, Schneider, Sharafi, Hirsch (2020)
56 Raspopow, Abizaid, Matheson & Anisman (2010)
57 Cardi, Leppanen & Treasuere (2015))
58 Adriaanse, de Ridder & Evers (2011)
59 Raspopow, Abizaid, Matheson. & Anisman (2010)
60 Kaluza (2008)
61 Schnepper, Georgii, Eichin, Arend, Wilhelm, Vögele, Lutz, von Dyck & Blechert (2020)
62 Raspopow, Abizaid, Matheson & Anisman (2010)

63 Jaremka, Belury, Andridge, Malarkey, Glaser, Christian, Emery, Kiecolt-Glaser (2014)
64 Stanton-Fay & Finlayson (2010)
65 Geliebter (2006)
66 El Archi et al. (2020)
67 Bleck, DeBate & Olivardia (2015)
68 Prefit & Szentagotai-Tătar (2018)
69 Palmisano, Innamorati, and Vanderlinden (2016)
70 Pallister & Waller (2008)
71 Sansone & Sansone (2011)
72 Hebert (2018)
73 Macht (2005)
74 Macht (2002)
75 Pudel & Westenhöfer (1998)
76 Herman, C. P. & Polivy, J. (1984)
77 Aufgrund der diskriminierenden Bedeutung des Wortes wurde dies zensiert.
78 Erskine & Georgiou (2010)
79 Neff (2003)
80 Analayo (2006)
81 Cioffi & Holloway (1993)
82 Haythornthwaite et al. (2001)
83 Marlat, Bowen & Chawla (2012)

Literatur

- Analayo, B. Satipatthana: The direct path to realization. Windhorse Publications, Cambridge 2001.
- Adriaanse, Marieke A.; de Ridder, Denise T.D. & Evers, Catharine: Emotional eating: Eating when emotional or emotional about eating? In: Psychology and Health. 2011 (26:1), 23-39.
- Ainsworth, M.D.S. & Bell, S.M. Some contemporary patterns of mother-infant interaction in the feeding situation. In Stimulation in Early Infancy. Academic Press, New York. 1969, 133-170.
- Ajzen, Icek; Fishbein, Martin & Heilbroner, Robert L. Understanding Attitudes and Predicting Social Behavior. Prentice Hall. 1980 (Revised)
- Bleck, J.R., DeBate, R.D. & Olivardia, R. The comorbidity of ADHD and eating disorders in a nationally representative sample. In: The journal of behavioral health services & research, 2015. 42(4): p. 437-451.
- Bongers, Peggy & Jansen, Anita. Emotional Eating is not what you think it is and emotional eating scales do not measure what you think they measure. In: Frontiers in Psychology, Vol 7, Dec 8, 2016, Article 1932.
- Brombach, Christine. Soziale Dimensionen des Ernährungsverhaltens. Ernährungssoziologie. Ernährungsumschau 2011 (6), 318-324.
- Brondel, Laurent; Romer, Michael Alexander; Van Wymelbeke, Virginie; Pineau, Nicolas; Hanus, C.; Rigoud, D. & Jiang, Tao. Variety enhances food intake in humans: Role of sensory-specific satiety. In: Physiology & Behavior 2009 (97), 44-51.
- Bruce, Lauren J. & Ricciardelli, Lina A. A systematic review of the psychosocial correlates of intuitive eating among adult women. In: Appetite. 2016 (95), 454-472.
- Bruch, Hilde: Essstörungen. Zur Psychologie und Therapie von Übergewicht und Magersucht. Psychologie Fischer. Frankfurt am Main. 1973.

- Burnette, C. Blair & Mazzeo, Suzanne E. An uncontrolled pilot feasibility trial of an intuitive eating intervention for college women with disordered eating delivered through group and guided self-help modalities. In: International Journal of eating disorders. 2020, 53/9, 1-13.
- Cardi, Valentina; Leppanen, Jenni & Treasure, Janet. The effects of negative and positive mood induction on eating behavior: A meta-Analyses of laboratory studies in the healthy population and eating and weight disorders. In: Neuroscience and Behavioral Reviews. 2015 (57:299), 299-309.
- Carels, Robert A.; Burmeister, J.; Oehlhofe, N.; Roy, M.; Koball, A. & Ashrafloun, L. Internalized weight bias: ratings of the self, normal weight, and o*ese individuals and psychological maladjustment. In: Journal of Behavioral Medicine. 2013 (36), 86-94.
- Cioffi, D. & Holloway, J. Delayed costs of suppressed pain. In: Journal of Personality and Social Psychology. 1993 (64), 274-282.
- Diagnostic and Statistical Manual of Mental Disorders, Fifth Edition: https://dsm.psychiatryonline.org/doi/book/10.1176/appi.books.9780890425596, abgerufen am 15. Januar 2022
- Dulloo, Abdul G.; Jacquet, Jean & Montani, Jean-Pierre. Pathways form weight fluctuations to metabolic diseases: focus on maladaptive thermogenesis during catch-up fat. In: International Journal of Obesity 2002. 26 Suppl 2, S. 46-57
- El Archi, S., et al. Negative Affectivity and Emotion Dysregulation as Mediators between ADHD and Disordered Eating: A Systematic Review. In. Nutrients, 2020. 12(11): p. 3292.
- Elmadfa, Ibrahim. Ernährungslehre. Utb GmbH 2019.
- Erskine, James A., & Georgiou, George J. Effects of thought suppression on eating behavior in restrained and non-restrained eaters. In: Appetite 2010 (54:3), 499-503.
- Evers, Catharine, De Ridder, Denise T.D. & Adriaanse, Marieke A. Assessing Yourself as an Emotional Eater: Mission Impossible? In: Health Psychology 2009 (28:6), 717-725
- Geliebter, Allan; Ladell, Talya; Logan, Merranda; Schneider Tzipporah; Sharafi Mohammed; Hirsch, Joy. Responsivity to food stimuli in obese and lean binge eaters using functional MRI. In: Appetite 2006 (46:1), 31-5.

- Gibson, E. Emotional influences on food choice. Sensory, physiological and psychological pathways. In: Physiological Behavior. 2006 (89:1), 53-61.
- Haythornthwaite, J. A., Lawrence, J. W. & Fauerbach, J. A.. Brief cognitive interventions for burn pain. In: Annals of Behavioral Medicine 2001, 23, A2-A9.
- Hebert, K.R. Sensory processing styles and eating behaviors in healthy adults. In: British Journal of Occupational Therapy 2018. 81(3): p. 162-170.
- Herman, C.P. & Mack, D. Restrained and unrestrained eating. In: Journal of Personality 1975 (43), 647-660.
- Herman, C. P. & Polivy, J.: A boundary model for the regulation of eating. In: Stunkard, A. J.; Stellar, E. (Hrsg.): Eating and its disorders. Raven Press, New York 1984, 141-156.
- Herpertz, Stephan. Essstörungen und Diabetes mellitus. In: Petrak, Frank & Herpertz S. (Hrsg.) Psychodiabetologie. Springer, Berlin Heidelberg 2013.
- Hofmann, Wilhelm; Luhmann, Maike; Fisher, Rachel R.; Vohs, Kathleen D. & Baumeister, Roy F. Yes, But Are They Happy? Effects of trait self control on affective well-being and life satisfaction. In: Journal of Personality 82/4, 2014.
- International Classification of Diseases – 11th Revision: https://icd.who.int/en, abgerufen am 15. Januar 2022
- Jaremka, Lisa M.; Belury, Martha A.; Andridge, Rebecca R.; Malarkey, William B.; Glaser, Ronald; Christian, Lisa; Emery, Charles F.; Kiecolt-Glaser, Janice K. In: Interpersonal stressors predict ghrelin and leptin levels in women. Psychoneuroendocrinology 48 (2014), S. 178-188.
- Jordan, Christian; Wang, Wan; Donatoni, Linda & Meier, Brian. Mindful eating: Trait and state mindfulness predict healthier eating behavior. In: Personality and Individual Differences 2014 (68), 107-111.
- Kaluza, Gert. Stressbewältigung. Trainingsmanual zur psychologischen Gesundheitsförderung Springer Berlin 2008
- Keys, A., Brozek, J., Henshel, A., Mickelson, O., & Taylor, H.L. The biology of human starvation, (Vols. 1-2). Minneapolis, MN: University of Minnesota Press 1950.

- Kulzer, Bernhard. Essstörungen bei Menschen mit Diabetes. In: Info Diabetol 2020 (14), 36-42.
- Laghi, Fiorenzo; Bianchi, Dora; Pompili, Sara; Lonigro, Antonia & Baiocco Roberto: Metacognition, emotional functioning and binge eating in adolescence: the moderation role of need to control thoughts. In: Eating and Weight Disorders. Studies on Anorexia, Bulimia and O*esity. 2018 (23:961).
- Langhans, Wolfgang. Hunger und Sättigung. In: Ernährungsumschau. 2010 (10), 550-558.
- Leehr, Elisabeth J.; Krohmeer, Kerstin; Schag, Katrin; Dresler, Thomas; Zipfel, Stephan & Giel, Kathrin E.: Emotion regulation model in binge eating disorder and o*esity – a systematic review. In: Neuroscience and Biobehavioral Reviews. 2015 (49), 125-134
- Linardon, Jake; Tylka, Tracy L. & Fuller-Tyszkiewicz, Matthew. Intuitive eating and its psychological correlates: A meta-analysis. In: International Journal of eating disorders. 2021, 1-26.
- Macht, Michael; Roth, S. & Ellgring, H. Chocolate eating in healthy men during experimentally induced sadness and joy. In: Appetite. 2002 (39), 147-158.
- Macht, Michael. Essen und Emotion. Ernährungsumschau 2005 (52), 304-308.
- Mannucci, E.; Rotella, F.; Ricca, V.; Moretti, S.; Placidi, G. F. & Rotella, C. M. Eating Disorders in Patients with Type 1 Diabetes: A Meta-analysis. In: Journal of Endocrinological Investigation. 1998 (28:5), 417-19.
- Marlatt, Alan; Bowen, Sarah & Chawla, Neha. Achtsamkeitsbasierte Rückfallprävention bei Substanzabhängigkeit. Beltz Verlag, Basel 2012.
- McNeilly, Claudia. Wie stereotype Geschlechterrollen unsere Essgewohnheiten beeinflussen. https://www.vice.com/de/article/59mz4n/wie-stereotype-geschlechterrollen-unsere-ernaehrungsgewohnheiten-beeinflussen, abgerufen am 15. Januar 2022
- Müller, Manfred J.; Bosy-Westphal, Anja & Heymsfield, Steven B. Is there evidence for a set point that regulates human body weight? In: Medicine Reports 2010 (2:59).

- Neff, Kristin. Self-Compassion: An Alternative Conceptualization of a Healthy Attitude Toward Oneself. In: Self and Identity 2003 (2:2), 85-101.
- Oerter, Rolf & Montada, Leo: Entwicklungspsychologie. Ein Lehrbuch. Beltz Verlag, Weinheim 2002, 5. Auflage.
- Pallister, E. & Waller, G. Anxiety in the eating disorders: Understanding the overlap. Clinical psychology review, 2008. 28(3): p. 366-386.
- Palmisano, G.L., Innamorati, M. & Vanderlinden, J. Life adverse experiences in relation with obesity and binge eating disorder: A systematic review. In: Journal of Behavioral Addictions 2016. 5(1): p. 11-31.
- Peters, Achim; Kubera, Britta; Hubold, Christian & Langemann, Dirk. The selfisch brain: stress and eating behavior. In: Frontiers in Neuroscience. 2011 (5:74).
- Prefit, A.B. & Szentagotai-Tătar, A. Depression and disordered eating behaviors: The role of emotion regulation difficulties. In: Journal of Evidence-Based Psychotherapies. 2018, 18(1).
- Pudel, Volker & Westenhöfer, Joachim: Ernährungspsychologie. Hogrefe-Verlag, Göttingen 1998.
- Raspopow, Kate; Abizaid, Alfonso; Matheson, Kimberly & Anisman, Hymie. Psychosocial stressors effects on cortisol and ghrelin in emotional and non-emotional eaters: Influence of anger and shame. In: Hormones and Behavior 2010 (58), 67-684
- Recktenwald, Heike. Der kleine Unterschied – Ernährung von Mann und Frau. Ernährungsumschau. 2009 (11), 630-631. https://www.ernaehrungs-umschau.de/fileadmin/Ernaehrungs-Umschau/pdfs/pfd_2009/11_09/EU11_630_631.qxd.pdf, abgerufen am 15. Januar 2022
- Sansone, R.A. & Sansone, L.A. Personality pathology and its influence on eating disorders. In: Innovations in Clinical Neuroscience, 2011. 8(3): p. 14.
- Schnepper, Rebekka; Georgii, Claudio; Eichin, Katharina, Arend, Ann-Kathrin; Wilhelm, Frank H.; Vögele, Claus; Lutz, Annika P.C:; von Dyck, Zóe & Blechert, Jens. Fight, Flight or Grab a Bite! Trait emotional and restrained eating style predicts food cue responding

under negative emotions. In: Frontiers in Behavioral Neuroscience 2020 (14:91).

- Sedlmeier, Peter; Eberth, Juliane; Schwarz, Marcus; Zimmermann, Doreen; Haarig, Frederik; Jaeger, Sonia & Kunze, Sonja. The Psychological Effects of Meditation: A Meta Analysis. In: Psychological Bulletin Journal 2012 (138:6).
- Sominsky, Luba & Spencer, Sarah: Eating behavior and stress: a pathway to obesity. In: Frontiers Psychology. 2014 (5:434).
- Stanton-Fay, Stephanie H. & Finlayson, Graham. Negative affect induced food intake in non-dieting women is revard driven and associated with restrained disinhibited eating subtype. In: Appetite 2010 (56:3), 682-8.
- Stavemann, Harlich H. Integrative KVT. Die Therapie emotionaler Turbulenzen. Beltz Verlag, Weinheim Basel, 2015, 5. Auflage.
- Tylka, Tracy L.; Annunziato, Rachel A.; Burgard, Deb; Daníelsdóttir, Sigrún; Shuman Ellen, Davis, Chad & Calogero, Rachel M. The Weight-Inclusive versus Weight-Normative Approach to Health: Evaluating the Evidence für Prioritizing Well-Being over Weight Loss. In: Journal of Obesity 2014.
- Urbszat, Dax; Herman, C. Peter & Polivy, Janet: Eat, Drink, and Be Merry, for Tomorrow We Diet. In: Journal of Abnormal Psychology. 2002 (111:2), 396-401.
- Vartanian, Lenny R.; Trewartha, Tara; Bames, Joanne R. et al. Physiological and Self- Reported Disgust Reactions to O*esity. In: Cognition and Emotion. 2018 (32:3), 579-92
- Westwater, Margaret L.; Fletcher, Paul C. & Ziauddeen, Hisham. Sugar addiction: the state of the science. In: European Journal of Nutrition. 2016 (55:2), 55-69.
- Wilkinson, Laura L. & Brunstrom, Jeffrey M. Sensory specific satiety: More than just habituation?. In: Appetite 2016 (103), 221-228.
- Zhu, Luke; Vrescoll, Victoria; Newman, George & Uhlman, Eric. Macho nachos: The Implicit Effects of Gendered Food Packaging on Preferences for Healthy and Unhealthy Foods. In: Social Psychology. 2015 (46:4), 182-196.

MIX
Papier aus verantwortungsvollen Quellen
FSC® C106954
FSC
www.fsc.org

www.kremayr-scheriau.at

ISBN 978-3-218-01275-1
3. Auflage

E-Mail Adresse: office@kremayr-scheriau.at
Postadresse: Rotenturmstraße 27/5, 1010 Wien

Schutzumschlaggestaltung, typografische Gestaltung und Satz: Sheila Ehm
Coverbild: Shutterstock/prapass
Umschlag- und Kernillustrationen: Creative Market/iStar Design Bureau
Hintergrund: Creative Market/AndrewPixel
Lektorat: Stefanie Jaksch
Druck und Bindung: Druckerei Florjancić, Maribor